U0278493

北京市惠民医药卫生事业发展基金会 ◎ 组织编写

常见病中成药临床合理使用丛书
心血管内科 分册

丛书主编◇张伯礼　高学敏

分册主编◇林　谦

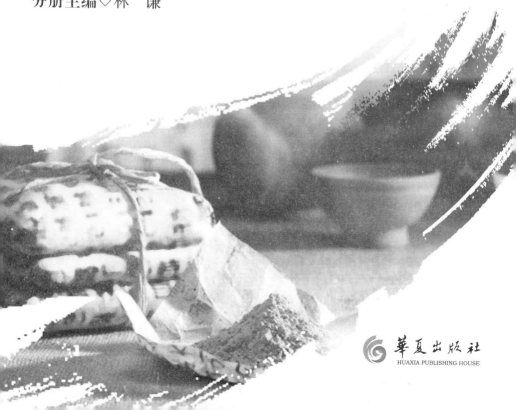

华夏出版社

HUAXIA PUBLISHING HOUSE

图书在版编目（CIP）数据

常见病中成药临床合理使用丛书. 心血管内科分册 / 张伯礼，高学敏主编；林谦分册主编. —北京：华夏出版社，2015.1
ISBN 978-7-5080-8345-2

Ⅰ. ①常… Ⅱ. ①张… ②高… ③林… Ⅲ. ①心脏血管疾病－常见病－中成药－用药法 Ⅳ. ①R286

中国版本图书馆 CIP 数据核字(2014)第 304372 号

心血管内科分册

主　　编	林　谦	
责任编辑	梁学超	
出版发行	华夏出版社	
经　　销	新华书店	
印　　刷	三河市少明印务有限公司	
装　　订	三河市少明印务有限公司	
版　　次	2015 年 1 月北京第 1 版	
	2015 年 4 月北京第 1 次印刷	
开　　本	880×1230　1/32 开	
印　　张	3.5	
字　　数	79 千字	
定　　价	15.00 元	

华夏出版社　　地址：北京市东直门外香河园北里 4 号　　邮编：100028
网址：www.hxph.com.cn　　电话：（010）64663331（转）
若发现本版图书有印装质量问题，请与我社营销中心联系调换。

常见病中成药临床合理使用丛书
编委会名单

总　策　划　惠鲁生

主　　　编　张伯礼　高学敏

专家顾问（以姓氏笔画为序）

马　融　冯兴华　安效先　刘清泉

孙树椿　肖承悰　李曰庆　李书良

李乾构　李博鉴　林　兰　季绍良

陈淑长　姜　坤　姜良铎　聂莉芳

晁恩祥　钱　英　高建生

编　　　委　钟赣生　张德芹　王　淳　王　茜

金　轶

《心血管内科分册》编委会名单

主　编　林　谦

副主编　鲁卫星　金　玫　黄　力

编　委　李　岩　佟　丽　陈婵娟

　　　　武　乾　李昊娲　张国权

林谦　女，医学博士，主任医师，教授，博士生导师，享受国务院政府特殊津贴。现任北京中医药大学东方医院业务副院长，全国中医心血管重点专科协作组组长、中华中医药学会心病专业委员会副主任委员、中国中西医结合学会常务理事。擅长应用中医气血理论指导心血管疾病的治疗。承担省部级以上课题 20 余项。以第一完成人获省部级科技奖 3 项，国家技术发明专利 1 项。在全国核心学术刊物上发表专业学术论文 70 余篇，其中作为第一作者及通讯作者的有 51 篇。

序

    中医药作为我国重要的医疗卫生资源，与西医药优势互补，相互促进，共同维护和增进人民健康，已经成为中国特色医药卫生事业的重要特征和显著优势。中医药临床疗效确切、预防保健作用独特、治疗方式灵活多样、费用较为低廉，具有广泛的群众基础。基层是中医药服务的主阵地，也是中医药赖以生存发展的根基，切实提高城乡基层中医药服务能力和水平，有利于在深化医改中进一步发挥中医药作用，为人民群众提供更加优质的中医药服务。

    近年来，北京市惠民医药卫生事业发展基金会致力于"合理使用中成药"公益宣传活动，继出版《中成药临床合理使用读本》《常见病中成药合理使用百姓须知》之后，又出版《常见病中成药临床合理使用丛书》，旨在针对常见病、多发病，指导基层医务工作者正确使用中成药，并可供西医人员学习使用，以实现辨证用药、安全用药、合理用药。

    相信该丛书的出版发行，有利于促进提升城乡基层中医药服务能力和水平，推动中医药更广泛地进乡村、进社会、进家庭，让中医药更好地为人民健康服务。

王国强

2014 年 2 月 20 日

前言 Preface

　　为了配合推进国家医疗制度改革、深入贯彻国家基本药物制度、更好地促进国家基本药物的合理应用，北京市惠民医药卫生事业发展基金会基于"合理使用中成药"宣传公益活动项目，组织编著了《常见病中成药临床合理使用丛书》，该丛书是继《中成药临床合理使用读本》之后的又一力作。《心血管内科分册》选择心血管内科（循环系统）临床常见病、多发病，如高血压、冠心病心绞痛、心律失常、心力衰竭、病毒性心肌炎等，以西医病名为纲、中医证候为目，详细介绍具体病种的中成药辨证论治规律和方法，很好地体现了辨病论治与辨证论治相结合的原则。既有传统中医理论的指导，又有现代应用研究的支持，为临床合理使用中成药提供了确切的依据。

　　该分册以《国家基本药物目录》、《国家基本医疗保险、工伤保险和生育保险药品目录》及《中华人民共和国药典》的品种为依据，选择心血管内科（循环系统）疗效确切的中成药。依据国家食品药品监督管理局批准的药物品种的功能主治，尽可能涵盖临床常见证型，确保临床中成药使用合理、安全。为便于全面掌握所选用的中成药知识，该书详细介绍了所选中成药品种的处方、功能与主治、用法与用量、注意事项，以及部分药物的药理毒理、临床报道等内容，并附有常用中成药简表，条目清晰，查阅方便。

　　该丛书以临床实用为特点，以安全合理使用中成药为宗旨。

针对当前 70% 的中成药为西医医师所开具的现状，主要面向西医医师和广大基层医务工作者，以西医病名为纲，密切结合临床，详述常见证型及中成药辨证选用规律，将大大提高广大医师学中医药、懂中医药、用中医药的能力。该丛书的出版将为促进中成药的合理使用、提升患者健康水平、推动中医药事业的发展做出新的贡献！

林 谦

2014 年 12 月

目录 Contents

高血压

　　高血压是一种以动脉血压持续升高为特征的进行性"心血管综合征"，常伴有其他危险因素、靶器官损害或临床疾患，需要进行综合干预，是心血管疾病死亡的主要原因之一。高血压有原发性和继发性之分，原发性高血压发病的原因很多，主要分为遗传和环境两个方面，发病机制至今没有完全统一，目前认为高血压的发病机制主要集中在交感神经系统活性亢进、肾性水钠潴留、肾素－血管紧张素－醛固酮系统（RAAS）激活、细胞膜离子转运异常和胰岛素抵抗几个重要环节。近50年来我国高血压患病率呈明显上升趋势，根据2002年的调查数据，我国18岁以上成人高血压患病率为18.8%，估计目前我国约有2亿高血压患者。高血压是慢性心血管疾病，患病率通常随年龄增长而升高；女性在更年期前患病率略低于男性，在更年期后略高于男性；盐和饱和脂肪摄入越高者，平均血压水平和患病率也越高。流行病学调查显示，我国高血压患病率北方高于南方，沿海高于内地，城市高于农村，高原少数民族地区患病率较高，这种差异可能与地理环境、生活方式等有关。继发性高血压是指由某些确定的疾病或病因引起的血压升高，约占所有高血压的5%。

　　高血压大多数起病缓慢、渐进，一般缺乏特殊的临床表现。约1/5患者无症状，仅在测量血压时或发生心、脑、肾等并发症时才被发现。一般常见症状有头晕、头痛、颈项强直、疲劳、心悸等，呈轻度持续性，多数症状可自行缓解，在紧张或劳累后加重。也可出现视力模糊、鼻出血等较重症状，症状与血压水平有一定的关联。高血压体征一般较少，周围血管搏动、血管杂音、心脏杂音等是重点检查的项目。常规检查的项目是尿常规、血糖、血脂、肾功能、血尿酸和心电图，这些检查有助于发现相关的危险因素和靶器官损害。部分患者可以进一步检查眼底、超声心动图、24 小时动态血压等。对怀疑继发性高血压者还需检查相关项目。高血压诊断主要根据诊室测量的血压值：在未使用降压药物的情况下，非同日 3 次测量血压，收缩压 ≥ 140mmHg 和 / 或舒张压 ≥ 90mmHg。收缩压 ≥ 140mmHg，舒张压 < 90mmHg 为单纯性收缩期高血压。患者既往有高血压史，目前正在使用降压药物，血压虽然低于 140/90mmHg，也诊断为高血压。

高血压常见的并发症有高血压危象、高血压脑病、脑血管病、心力衰竭、慢性肾功能衰竭、主动脉夹层等。

现代医学抗高血压治疗包括生活方式干预和药物降压，大多数患者需长期，甚至终身坚持治疗。

高血压属于中医"眩晕"、"头痛"等的范畴。

一、中医病因病机分析及常见证型

中医认为高血压是由风、火、痰、瘀、虚等因素致病，从证候表现来看，该病病位在血脉，涉及肝、肾、心、脾等脏器。由于肝阳上亢、痰浊上扰、瘀血阻络导致血脉滞涩不畅或因气血亏虚、肝肾阴虚导致脉络失养，久而久之即可发病。高血压发病过程中，各种病因病机可以相互影响、相互转化，形成虚实夹杂；或阴损及阳，阴阳两虚。如肝风、痰火、瘀血扰动脉络，进一步发展可上蒙清窍，阻滞经络，形成中风；年迈体虚，脉络失养，气血运行失畅，心脉因之瘀滞，耗损阴阳，可导致阴阳并损，出现心衰、中风等病。

1. **情志内伤** 素体阳盛，加之恼怒过度，肝阳上亢，阳升风动，可见眩晕、头痛；或因长期忧郁恼怒，气郁化火，使肝阴暗耗，肝阳上亢，阳升风动，上扰清窍，导致眩晕。

2. 饮食不节 饮食不节，损伤脾胃，脾胃虚弱，气血生化乏源，血脉失养而作心悸；或嗜酒肥甘，饥饱劳倦，伤于脾胃，健运失司，可见四肢疲懒，脾失健运，水谷不化精微，聚湿生痰，痰湿中阻，浊阴不降，引起眩晕。

3. 瘀血客脉 外伤或手术后，气滞血瘀，或阴亏血少，血行滞涩，或痰浊客脉，瘀血内生，或气血两虚不能推动血行，脉络不畅，导致眩晕、心悸等症。

4. 年老体虚 肾为先天之本，藏精生髓，若先天不足，肾精不充，或年老肾亏，或久病伤肾，或房劳过度，或肾阴素亏，肝失所养，以致肝阴不足，阴不制阳，肝阳上亢，发为眩晕、心悸。大病久病或失血之后，虚而不复，或劳倦过度，气血衰少，气血两虚，不能养脉，发生眩晕、疲劳等症。

二、辨证选择中成药

高血压临床常见肝阳上亢证、痰浊中阻证、瘀血阻络证、气血亏虚证及肝肾阴虚证，其中肝阳上亢、痰浊中阻、瘀血阻络为实证，气血亏虚、肝肾阴虚为虚证。

1. 肝阳上亢证

【临床表现】血压升高，眩晕耳鸣，头痛且胀，遇劳累、恼怒加重，面红目赤，肢麻震颤，失眠多梦，腰膝酸软，急躁易怒，舌红苔黄，脉弦。

【辨证要点】血压升高，眩晕，耳鸣，头胀痛，腰酸，急躁易怒，面红目赤，舌红苔黄，脉弦。

【病机简析】素体阳盛，加之恼怒过度，肝阳上亢，阳升风动，可见眩晕、头痛；或因长期忧郁恼怒，气郁化火，使肝阴暗耗，肝阳上亢，阳升风动，上扰清窍，导致眩晕。

【治法】平肝潜阳，滋养肝肾。

【辨证选药】可选用松龄血脉康胶囊（颗粒）、牛黄降压丸（胶囊、片）、天麻钩藤颗粒、清肝降压胶囊、久强脑立清丸、强力定眩片（胶囊）、安宫降压丸、山绿茶降压片（胶囊）等。

此类中成药组方常选用天麻、钩藤、黄芩、牛膝、葛根等药物，具有平肝潜阳，滋补肝肾之功效。

2. 痰浊中阻证

【临床表现】血压升高，眩晕，头胀且痛，胸闷作恶，痰多，肢体酸重，食少泄泻，或高热神昏，烦躁谵语，抽搐痉厥，舌苔白腻或黄腻，脉弦滑数。

【辨证要点】血压升高，头晕脑胀，胸闷作恶，痰多；或高热神昏，烦躁谵语，舌苔白腻或黄腻，脉弦滑数。

【病机简析】饮食不节，损伤脾胃，或嗜酒肥甘，饥饱劳倦，酿成痰浊，脾失健运，可见肢体酸重，食少泄泻，头痛眩晕，或因里湿素盛，郁而化热，痰随火升，蒙蔽神窍而发眩晕头痛。

【治法】健脾和胃，清热豁痰开窍。

【辨证选药】可选用安脑丸（片）等。

此类中成药组方常选用胆南星、贝母、橘红、牛黄、陈皮、茯苓等药，具有清热豁痰之功效。

3. 瘀血阻络证

【临床表现】血压升高，眩晕头痛，兼见健忘，失眠，心悸，精神不振，耳鸣耳聋，面唇紫黯，舌有瘀点或瘀斑，脉弦涩或细涩。

【辨证要点】血压升高，眩晕，口唇色黯，舌有瘀点或瘀斑，脉弦涩或细涩。

【病机简析】外伤或手术后，气滞血瘀，或阴亏血少，血行滞涩，或痰浊客脉，瘀血内生，或气血两虚不能推动血行，脉络不畅导致眩晕、心悸等症。

【治法】活血化瘀，通脉活络。

【辨证选药】心可舒片（胶囊、咀嚼片、丸）、脑血康口服液（胶囊、颗粒、片、滴丸）、心血宁片（胶囊）等。

此类中成药组方常选用赤芍、川芎、桃仁、红花等药，具有活血化瘀，通脉活络之功效。

4. 肝肾阴虚证

【临床表现】血压升高，眩晕久发不已，视力减退，两目干涩，少寐健忘，心烦口干，耳鸣，神疲乏力，腰膝酸软，遗精，舌红苔薄，脉弦细。

【辨证要点】血压升高，眩晕日久，耳鸣，腰膝酸软，舌红苔薄，脉弦细。

【病机简析】肾为先天之本，藏精生髓，若先天不足，肾精不充，或者年老肾亏，或久病伤肾，或房劳过度，或肾阴素亏，肝失所养，以致肝阴不足，阴不制阳，肝阳上亢，发为眩晕、心悸。

【治法】滋养肝肾，养阴填精。

【辨证选药】可选用愈风宁心滴丸（片、颗粒、口服液、胶囊）、杜仲平压片（胶囊）等。

此类中成药组方常选用熟地、山萸肉、枸杞子、菟丝子、牛膝、龟板胶等药，具有滋补肝肾，养阴填精之功效。

三、用药注意

临床选药必须以辨证论治的思想为指导，针对不同证型，选择与其相对证的药物，才能收到较为满意的疗效。另外，应随时注意监测高血压患者的血压情况及一日内血压变化情况。患者用药务必咨询医师，如正在服用其他药品，应当告知医师或药师。医师还需嘱患者避风寒，防过劳、情绪激动等；饮食宜清淡，切忌肥甘油腻食物，以防影响药效的发挥。药品贮藏宜得当，存于阴凉干燥处，药品性状发生改变时禁止服用。药品必须妥善保管，放在儿童不能接触的地方，以防发生意外。儿童若需用药，务请咨询医师，并必须在成人的监护下使用。对于具体药品的饮食禁忌、配伍禁忌、妊娠禁忌、证候禁忌、病证禁忌、特殊体质禁忌、特殊人群禁忌等，各药品具体内容中均有详细介绍，用药前务必仔细阅读。

附一

常用治疗高血压的中成药药品介绍

（一）肝阳上亢证常用中成药品种

松龄血脉康胶囊（颗粒）

【处方】鲜松叶、葛根、珍珠层粉。

【功能与主治】平肝潜阳，镇心安神。用于肝阳上亢所致的头痛、眩晕、急躁易怒、心悸、失眠；高血压及原发性高脂血症见上述证候者。

【用法与用量】

胶囊：口服。一次3粒，一日3次，或遵医嘱。

颗粒剂：口服。一次3粒，一日3次，或遵医嘱。

【注意事项】 个别患者服药后出现轻度腹泻、胃脘胀满等，饭后服用有助于减轻或改善这些症状。

【规格】

胶囊：每粒装0.5g。

颗粒剂：每袋装0.5g。

【贮藏】 密封。

【临床报道】

1. 董珍宇等[1]应用真实世界研究的临床研究方法，开展实用性医院登记研究，观察松龄血脉康胶囊治疗原发性高血压的临床疗效。采用自然分组，根据是否合并使用西药控制血压类药物，将1854例病人分为合并降压药组（1048例）和不合并降压药组（806例）。评估舒张压变化、收缩压变化及血压达标率等指标。每组病人5个时点舒张压的变化有统计学意义（$P < 0.001$）。用药后2周、4周、6周、8周舒张压逐渐降低，两组差异无统计学意义。松龄血脉康胶囊单独使用，可使舒张压降低10.37mmHg。合并降压药组、不合并降压药组用药8周后血压达标率与用药前比较，分别为61.1%（9.5%）、77.4%（15.5%）。结论：松龄血脉康胶囊能够有效控制舒张压，改善血压达标率，具有良好的治疗效果。

2. 尚玉红等[2]将103例更年期高血压患者随机分为两组。治疗组52例，服用科素亚和松龄血脉康，对照组51例，单纯服用科素亚，治疗30天。治疗组总有效率为63.4%，对照组为20.1%。治疗组优于对照组（$P < 0.01$）。结论：松龄血脉康具有

良好的协同降低血压作用，治疗更年期高血压有很好疗效。

3. 罗弟祥等[3]将 SHR 大鼠分为两组，分别给予松龄血脉康（750mg/kg）和生理盐水灌胃，WKY 大鼠作为正常对照。给药 15 天后测定大鼠血压，分离主动脉血管并提取组织总 RNA，与表达谱芯片杂交，进行差异表达分析。共分析 SHR 大鼠动脉血管组织表达差异变化的基因共 39 条，其中上调基因 20 条，下调基因 19 条；进一步观察松龄血脉康对 39 条差异基因的影响，发现松龄血脉康能使 SHR 大鼠动脉组织差异基因表达恢复或接近至正常水平。结论：松龄血脉康能改善自发性高血压引起的基因表达变化。

【参考文献】

[1] 董珍宇，高颖，吴圣贤. 基于真实世界的松龄血脉康胶囊治疗原发性高血压研究 [J]. 中西医结合心脑血管病杂志，2013，11（3）：274-275.

[2] 尚玉红，林雪. 松龄血脉康胶囊治疗更年期高血压临床观察 [J]. 中西医结合心脑血管病杂志，2011，9（4）：413-414.

[3] 罗弟祥，闪建成，张顺华，等. 自发性高血压大鼠基因表达变化及松龄血脉康对其的影响 [J]. 中西医结合心脑血管病杂志，2008，6（7）：804-806.

牛黄降压丸（胶囊、片）

【处方】羚羊角、珍珠、水牛角浓缩粉、人工牛黄、冰片、白芍、党参、黄芪、决明子、川芎、黄芩提取物、甘松、薄荷、郁金。

【功能与主治】清心化痰，平肝安神。用于心肝火旺、痰热壅盛所致的头晕目眩、头痛失眠、烦躁不安；高血压见上述证候者。

【用法与用量】

丸剂：口服。水蜜丸一次 20 ~ 40 丸，大蜜丸一次 1 ~ 2 丸，一日 1 次。

胶囊：口服。一次 2 ~ 4 粒，一日 1 次。

片剂：口服。一次 2 ~ 4 片，一日 1 次。

【禁忌】 腹泻者忌服。

【规格】

丸剂：水蜜丸每 20 丸重 1.3g，大蜜丸每丸重 1.6g。

胶囊：每粒装 0.4g。

片剂：每片重 0.5g。

【贮藏】 密封。

【临床报道】

1. 周端求等[1]采用牛黄降压丸治疗肝火旺盛兼夹痰浊证型之原发性高血压 160 例，并随机设常规西药对照组 120 例进行对比分析。治疗组口服牛黄降压丸（天津中新药业达仁堂制药厂生产），每丸 116g，每次 2 丸，每日 1 次。对照组口服硝苯吡啶（上海天平制药厂生产），每次 20mg，每日 3 次。两组均以 4 周为 1 个疗程，根据病情可连续服用 1 ~ 2 疗程，3 个月后统计疗效。结果治疗有效率、症状缓解率、血压变化情况等指标两组治疗后较治疗前均有明显改善，差异具有显著性（$P < 0.01$ 或 $P < 0.05$）；两组治疗后比较，治疗组显著优于对照组（$P < 0.05$）。结果提示牛黄降压丸在治疗原发性高血压方面具有良好的效果。

2. 黄继汉等[2]选择轻中度原发性高血压（肝火亢盛证）患者 240 例进行分层分段随机、双盲双模拟、阳性药平行对照、多中心的临床等效性试验。其中试验组 120 例，给予牛黄降压片，

2 片 / 次，每日 2 次，口服；对照组 120 例，给予牛黄降压丸，1丸 / 次，每日 2 次，口服。治疗 4 周后，评价临床有效性和安全性。两组患者治疗 1 周后血压开始下降，第 4 周时试验组舒张压和收缩压分别下降 7.51mmHg 和 12.16mmHg，对照组分别下降 7.53mmHg 和 12.45mmHg；两药降压有效率分别为 50.8% 和 54.9%；中医证候有效率分别为 45.6% 和 42.3%，对伴眩晕症状的患者降血压的疗效好。两组等效性检验合格（P 均 < 0.05），临床试验中未发现明显不良反应。结论：牛黄降压片对轻、中度高血压患者，安全有效，作用平稳，与丸剂临床疗效相同。

3．刘遂心等 [3] 以尼群地平作对照，评价纯中药牛黄降压胶囊治疗轻 - 中度原发性高血压的降压疗效及安全性。入选原发性高血压患者 150 例，按 2：1 比例随机分入牛黄降压胶囊组和尼群地平组，牛黄降压胶囊组服牛黄降压胶囊 1.6g，每天 1 次，若腹泻，酌情改为 0.8g/ 天；尼群地平组服尼群地平 10mg，每天 3 次，治疗期间两组均不加用其他降压药。8 周后证实牛黄降压胶囊治疗轻 - 中度高血压患者有明显的降压疗效，有效率为 63.3%，虽降压作用不及尼群地平强，与文献报道的西拉普利或依拉普利单药治疗轻 - 中度高血压的降压作用相当。

【参考文献】

[1] 周端求，周海燕，杨铮铮，等. 牛黄降压丸治疗原发性高血压的临床研究 [J]. 中国中药杂志，2006，31（7）：612-614.

[2] 黄继汉，郑青山，高蕊，等. 牛黄降压片治疗原发性高血压（肝火亢盛证）的临床等效性试验 [J]. 中国循证医学杂志，2004，4（4）：249-254.

[3] 刘遂心，孙明，罗由夫，等. 牛黄降压胶囊治疗原发性高

血压的临床研究 [J]. 中国中西医结合杂志，2004，24（6）：553-555.

天麻钩藤颗粒

【处方】 天麻、钩藤、石决明、栀子、黄芩、牛膝、盐杜仲、益母草、桑寄生、首乌藤、茯苓。

【功能与主治】 平肝熄风，清热安神。用于肝阳上亢所引起的头痛、眩晕、耳鸣、眼花、震颤、失眠；高血压见上述证候者。

【用法与用量】 开水冲服。一次 1 袋，一日 3 次，或遵医嘱。

【注意事项】 阴虚之动风证忌用。

【规格】 每袋装（1）5g（无蔗糖），（2）10g。

【贮藏】 密封，置干燥处。

清肝降压胶囊

【处方】 制何首乌、夏枯草、槐花（炒）、桑寄生、丹参、葛根、泽泻（盐炒）、小蓟、远志（去心）、川牛膝。

【功能与主治】 清热平肝，补益肝肾。用于高血压，肝火亢盛、肝肾阴虚证，症见眩晕、头痛、面红耳赤、急躁易怒、口干口苦、腰膝酸软、心悸不寐、耳鸣健忘、便秘溲黄。

【用法与用量】 口服。一次 3 粒，一日 3 次，或遵医嘱。

【注意事项】 孕妇慎用。

【规格】 每粒装 0.5g。

【贮藏】 密封。

【临床报道】 戴勤芳等[1]选择中医辨证属肝火亢盛、肝肾阴虚的高血压患者，过去未用药，或服用西药降压，血压仍未降至正常者 80 例。给予清肝降压胶囊，3 次 /d，3 粒 / 次，口服，疗程为 4 周。观察治疗前后患者血压、心率、空腹血糖、血脂、肝肾功能、尿微量蛋白的变化，采用中医症状分级量化对患者进行评分。治疗前后患者收缩压、舒张压比较，差异均有统计学意义（$P < 0.05$）；治疗后总有效率为 85%。头痛、眩晕、面红、心悸和失眠症状评分比较，差异均有统计学意义（$P < 0.05$）；中医证候改善有效率为 91%。治疗前后空腹血糖、总胆固醇、三酰甘油、尿微量蛋白、尿素氮、血肌酐、丙氨酸氨基转移酶水平比较，差异均无统计学意义（$P > 0.05$）。患者未出现不良反应。结论：清肝降压胶囊治疗肝火亢盛、肝肾阴虚证高血压患者疗效显著，临床应用安全。

【参考文献】

[1] 戴勤芳，马丽红. 清肝降压胶囊治疗高血压临床疗效观察 [J]. 中国全科医学，2011，14（108）：3410-3414.

久强脑立清丸

【处方】 磁石、赭石、牛膝、清半夏、酒曲、酒曲（炒）、薄荷脑、冰片、猪胆粉、朱砂。

【功能与主治】 清热平肝，降逆止痛。用于肝热上升引起的头痛脑胀，眩晕耳鸣，烦燥易怒，失眠多梦，高血压等。

【用法与用量】 口服。一次 10 粒，一日 2 ~ 3 次。

【禁忌】 有肝肾功能不全、造血系统疾病者，孕妇、哺乳期妇女、儿童及体弱虚寒者禁用。

【注意事项】

1. 本品为处方药，必须在医师指导下服用。

2. 本品含朱砂，不宜长期服用，并避免与含汞制剂同时服用，连续服用不宜超过两周；因特殊情况需长期服用，应检查血、尿中汞离子浓度和肝肾功能，超过规定限度者立即停用。

3.用本品时应避免与茶碱、心得安类药物，以及含溴、碘，如溴化物、巴氏合剂、三溴合剂、海带、海藻等物质同服。

【规格】每100粒重10.5g。

【贮藏】密封，防潮。

强力定眩片（胶囊）

【处方】天麻、杜仲、野菊花、杜仲叶、川芎。

【功能与主治】降压，降脂，定眩。用于高血压、动脉硬化、高脂血症，以及上述诸病引起的头痛、头晕、目眩、耳鸣、失眠等症。

【用法与用量】

片剂：口服。一次4～6片，一日3次。

胶囊：口服。一次4～6粒，一日3次。

【注意事项】高血压危象患者应慎服或遵医嘱。

【规格】

片剂：每片重0.35g。

胶囊：每粒装0.4g。

【贮藏】密封，置干燥处。

安宫降压丸

【处方】郁金、黄连、栀子、黄芩、天麻、珍珠母、黄芪、白芍、党参、麦冬、五味子（炙）、川芎、人工牛黄、水牛角浓缩粉、冰片。

【功能与主治】清热镇惊，平肝降压。用于胸中郁热，肝阳上亢引起的头目眩晕，项强脑胀，心悸多梦，烦躁起急，高血压等。

【用法与用量】口服。一次 1～2 丸，一日 2 次。

【注意事项】

1．无高血压症状时停服或遵医嘱。

2．服用前应除去蜡皮、塑料球壳；本品可嚼服，也可分份吞服。

【规格】每丸重 3g。

【贮藏】密封。

山绿茶降压片（胶囊）

【处方】山绿茶。

【功能与主治】清热解毒，平肝潜阳。用于眩晕耳鸣，头痛头胀，心烦易怒，少寐多梦，及高血压、高脂血症见上述证候者。

【用法与用量】

片剂：口服。一次 2～4 片，一日 3 次。

胶囊：口服。一次 2～4 粒，一日 3 次。

【规格】

片剂：每片相当于原药材 1.8g。

胶囊：药用铝塑板、药用瓶包装。0.4g×12 粒 ×2 板。

【贮藏】密封。

（二）痰浊中阻证常用中成药品种

安脑丸（片）

【处方】人工牛黄、猪胆汁粉、朱砂、冰片、水牛角浓缩粉、珍珠、黄芩、黄连、栀子、雄黄、郁金、石膏、赭石、珍珠母、薄荷脑。

【功能与主治】 清热解毒，醒脑安神，豁痰开窍，镇惊熄风。用于高热神昏，烦躁谵语，抽搐惊厥，中风窍闭，头痛眩晕。亦用于高血压及一切急性炎症伴有的高热不退，神志昏迷等。

【用法与用量】

丸剂：口服。一次 1 ~ 2 丸，一日 2 次，或遵医嘱，小儿酌减。

片剂：口服。一次 4 片，一日 2 ~ 3 次，或遵医嘱，小儿酌减。

【注意事项】 尚不明确。

【规格】

丸剂：每 11 粒重 3g。

片剂：每片重 0.5g。

【贮藏】 密封，防潮。

（三）瘀血阻络证常用中成药品种

心可舒片（胶囊、咀嚼片、丸）

【处方】 丹参、葛根、三七、山楂、木香。

【功能与主治】 活血化瘀，行气止痛。用于气滞血瘀引起的胸闷、心悸、头晕、头痛、颈项疼痛；冠心病心绞痛、高脂血症、高血压、心律失常见上述证候者。

【用法与用量】

片剂：口服。一次 4 片（小片）或 2 片（大片），一日 3 次，或遵医嘱。

胶囊：口服。一次4粒，一日3次，或遵医嘱。

咀嚼片：咀嚼口服。一次6片，一日3次，或遵医嘱。

丸剂：口服。一次8丸，一日3次，或遵医嘱。

【注意事项】

1．孕妇慎用。

2．心阳虚患者不宜用。

【规格】

片剂：每片重（1）0.31g，（2）0.62g。

胶囊：每粒装0.3g。

咀嚼片：每片重0.6g。

丸剂：每10丸重1.9g。

【贮藏】密封。

脑血康口服液（胶囊、颗粒、片、滴丸）

【处方】水蛭（烫）。

【功能与主治】活血化瘀，破血散结。用于中风，半身不遂，口眼歪斜，舌强言謇。更适用于高血压性脑出血后的脑血肿、脑血栓等。

【用法与用量】

口服液：口服。一次10ml，一日3次。

胶囊：口服。一次1粒，一日3次。

颗粒剂：口服。一次2g，一日3次。

片剂：口服。一次3片，一日3次。

滴丸：口服。一次10～20丸，一日3次，或遵医嘱。

【禁忌】出血者及孕妇禁用。

【注意事项】服药期间禁生、冷、酸、辣食物。

【规格】

口服液：每支装 10ml。

胶囊：每粒装 0.15g。

颗粒剂：每袋装 2g。

片剂：基片重 0.15g。

滴丸：每丸重 35mg。

【贮藏】密封，置凉暗处保存。

心血宁片（胶囊）

【处方】葛根提取物、山楂提取物。

【功能与主治】活血化瘀，通络止痛。用于瘀血阻络引起的胸痹，心痛，眩晕，以及冠心病、高血压、心绞痛、高脂血症等见上述证候者。

【用法与用量】

片剂：口服。一次 4 片，一日 3 次；或遵医嘱。

胶囊：口服。一次 2 粒，一日 3 次。

【禁忌】孕妇忌服。

【规格】

片剂：糖衣片，每素片重 0.2g；薄膜衣，每片重 0.21g。

胶囊：每粒装 0.4g。

【贮藏】密封。

（四）肝肾阴虚证常用中成药品种

愈风宁心滴丸（片、颗粒、口服液、胶囊）

【处方】葛根。

【功能与主治】解痉止痛，增强脑及冠脉血流量。用于高血压头晕，头痛，颈项疼痛，冠心病，心绞痛，神经性头痛，早期突发性耳聋。

【用法与用量】

滴丸：口服。一次 15 丸，一日 3 次。

片剂：口服。一次 5 片，一日 3 次，或遵医嘱。

颗粒剂：口服。一次 1 袋，一日 3 次。

口服液：口服。一次 10ml，一日 3 次。

胶囊：口服。一次 4 粒，一日 3 次。

【禁忌】

1．过敏体质者慎用。

2．孕妇慎用。

【注意事项】该品性凉，胃寒者慎用。

【规格】

滴丸：每丸重 33mg。

片剂：每片重 0.28g。

颗粒剂：每袋装 4g。

口服液：每支装 10ml。

胶囊：每粒装 0.4g。

【贮藏】密封。

杜仲平压片（胶囊）

【处方】 杜仲叶。

【功能与主治】 补肝肾，强筋骨。用于肝肾不足所致的头晕目眩，腰膝酸痛，筋骨痿软，高血压见上述证候者。

【用法与用量】

片剂：口服。一次2片，一日2～3次。

胶囊：口服。一次2粒，一日2～3次。

【规格】

片剂：每片重0.3g。

胶囊：每粒装0.3g。

【贮藏】 密封。

附二

治疗高血压的常用中成药简表

适宜证型	药物名称	功能	主治病症	用法用量	备注
肝阳上亢证	松龄血脉康胶囊（颗粒）	平肝潜阳，镇心安神。	用于肝阳上亢所致的头痛、眩晕、急躁易怒、心悸失眠；高血压病及原发性高脂血症见上述证候者。	胶囊：口服。一次3粒，一日3次，或遵医嘱。颗粒剂：口服。一次3粒，一日3次，或遵医嘱。	胶囊：药典，医保，基药，社保颗粒剂：药典
	牛黄降压丸（胶囊、片）	清心化痰，平肝安神。	用于心肝火旺、痰热壅盛所致的头晕目眩、头痛失眠、烦躁不安；高血压见上述证候者。	丸剂：口服。水蜜丸一次20～40丸，大蜜丸一次1～2丸，一日1次。胶囊：口服。一次2～4粒，一日1次。片剂：口服。一次2～4片，一日1次。	丸剂：药典，医保胶囊：医保片剂：医保

适宜证型	药物名称	功能	主治病症	用法用量	备注
肝阳上亢证	天麻钩藤颗粒	平肝熄风，清热安神。	用于肝阳上亢所引起的头痛、眩晕、耳鸣、眼花、震颤、失眠；高血压见上述证候者。	开水冲服。一次1袋，一日3次，或遵医嘱。	药典，医保
	清肝降压胶囊	清热平肝，补益肝肾。	用于高血压，肝火亢盛、肝肾阴虚证，症见眩晕、头痛、面红耳赤、急躁易怒、口干口苦、腰膝酸软、心悸不寐、耳鸣健忘、便秘溲黄。	口服。一次3粒，一日3次，或遵医嘱。	药典，医保
	久强脑立清丸	清热平肝，降逆止痛。	用于肝热上升引起的头痛脑胀，眩晕耳鸣，烦燥易怒，失眠多梦，高血压等。	口服。一次10粒，一日2～3次。	部标
	强力定眩片（胶囊）	降压，降脂，定眩。	用于高血压、动脉硬化、高脂血症，以及上述诸病引起的头痛、头晕、目眩、耳鸣、失眠等症。	片剂：口服。一次4～6片，一日3次。 胶囊：口服。一次4～6粒，一日3次。	片剂：医保 胶囊：医保
	安宫降压丸	清热镇惊，平肝降压。	用于胸中郁热，肝阳上亢引起的头目眩晕，项强脑胀，心悸多梦，烦躁起急，高血压等。	口服。一次1～2丸，一日2次。	医保，部颁08册行动计划拟新增
	山绿茶降压片（胶囊）	清热解毒，平肝潜阳。	用于眩晕耳鸣，头痛头胀，心烦易怒，少寐多梦，及高血压、高脂血症见上述证候者。	片剂：口服。一次2～4片，一日3次。 胶囊：口服。一次2～4粒，一日3次。	片剂：医保，部颁15册行动计划拟新增 胶囊：医保

适宜证型	药物名称	功能	主治病症	用法用量	备注
痰浊中阻证	安脑丸（片）	清热解毒，醒脑安神，豁痰开窍，镇惊熄风。	用于高热神昏，烦躁谵语，抽搐惊厥，中风窍闭，头痛眩晕。亦用于高血压及一切急性炎症伴有的高热不退、神志昏迷等。	丸剂：口服。一次 1 ~ 2丸，一日 2 次，或遵医嘱，小儿酌减。 片剂：口服。一次 4 片，一日 2 ~ 3 次，或遵医嘱，小儿酌减。	丸剂：基药，医保，部颁13 册行动计划拟新增片剂：基药，医保
瘀血阻络证	心可舒片（胶囊、咀嚼片、丸）	活血化瘀，行气止痛。	用于气滞血瘀引起的胸闷、心悸、头晕、头痛、颈项疼痛；冠心病心绞痛、高脂血症、高血压、心律失常见上述证候者。	片剂：口服。一次 4 片（小片）或 2 片（大片），一日 3 次，或遵医嘱。 胶囊：口服。一次 4 粒，一日 3 次，或遵医嘱。 咀嚼片：咀嚼口服。一次 6 片，一日 3 次，或遵医嘱。 丸剂：口服。一次 8 丸，一日 3 次，或遵医嘱。	片剂：药典，医保，社保胶囊：药典，医保，社保咀嚼片：国家药监局单页标准（2009），SFDA 标准颁布件（2009）丸剂：医保
	脑血康口服液（胶囊、颗粒、片、滴丸）	活血化瘀，破血散结。	用于中风，半身不遂，口眼歪斜，舌强言謇。更适用于高血压性脑出血后的脑血肿、脑血栓等。	口服液：口服。一次 10ml，一日 3 次。 胶囊：口服。一次 1 粒，一日 3 次。 颗粒剂：口服。一次 2g，一日 3 次。 片剂：口服。一次 3 片，一日 3 次。 滴丸：口服。一次 10 ~ 20 丸，一日 3 次，或遵医嘱。	口服液：药典，医保胶囊：药典，医保颗粒剂：药典，医保片剂：药典，医保滴丸：药典，医保
	心血宁片（胶囊）	活血化瘀，通络止痛。	用于瘀血阻络引起的胸痹，心痛，眩晕，以及冠心病、高血压、心绞痛、高脂血症等见上述证候者。	片剂：口服。一次 4 片，一日 3 次；或遵医嘱。 胶囊：口服。一次 2 粒，一日 3 次。	片剂：药典，医保胶囊：医保

适宜证型	药物名称	功能	主治病症	用法用量	备注
肝肾阴虚证	愈风宁心滴丸（片、颗粒、口服液、胶囊）	解痉止痛，增强脑及冠脉血流量。	用于高血压头晕，头痛，颈项疼痛，冠心病，心绞痛，神经性头痛，早期突发性耳聋。	滴丸：口服。一次15丸，一日3次。片剂：口服。一次5片，一日3次，或遵医嘱。颗粒剂：口服。一次1袋，一日3次。口服液：口服。一次10ml，一日3次。胶囊：口服。一次4粒，一日3次。	滴丸：医保片剂：药典颗粒剂：医保口服液：新药转正标准胶囊：药典，医保
	杜仲平压片（胶囊）	补肝肾，强筋骨。	用于肝肾不足所致的头晕目眩，腰膝酸痛，筋骨痿软，高血压见上述证候者。	片剂：口服。一次2片，一日2~3次。胶囊：口服。一次2粒，一日2~3次。	

冠心病心绞痛

冠状动脉粥样硬化性心脏病是指冠状动脉粥样硬化使血管腔狭窄或阻塞，或（和）因冠状动脉功能性改变（痉挛）导致心肌缺血缺氧或坏死而引起的心脏病，统称为冠状动脉性心脏病，简称冠心病，亦称缺血性心脏病。当冠状动脉的供血与心肌的需血之间发生矛盾，冠状动脉血流量不能满足心肌代谢的需要，引起心肌急剧的、暂时的缺血缺氧时，即可发生心绞痛。

冠状动脉粥样硬化性心脏病是动脉粥样硬化导致器官病变的最常见类型，也是严重危害人类健康的常见病。本病出现症状或致残、致死后果多发生在 40 岁以后，男性发病早于女性。本病发生的危险因素有：年龄和性别（45 岁以上的男性，55 岁以上或者绝经后的女性），家族史（父兄在 55 岁以前，母亲 / 姐妹在 65 岁前死于心脏病），血脂异常（低密度脂蛋白胆固醇（LDL-C）过高，高密度脂蛋白胆固醇（HDL-C）过低），高血压，糖尿病，吸烟，超重，肥胖，痛风，不运动等。

冠心病心绞痛是一组由于急性暂时性心肌缺血、缺氧引起的症状体征群：①胸部胸骨体中上段压迫窒息感、闷胀感、剧烈的烧灼样疼痛，可波及心前区，一般疼痛持续 1～5 分钟，偶有长达 15 分钟，可自行缓解；②疼痛常放射至左肩、左臂前内侧直至小指与无名指；③疼痛在心脏负担加重（例如体力活动增加、过度的精神刺激和受寒）时出现，在休息或舌下含服硝酸甘油数分钟后即可消失；④疼痛发作时，可伴有（也可不伴有）虚脱、出汗、呼吸短促、忧虑、心悸、恶心或头晕症状。

心电图是发现心肌缺血、诊断心绞痛最常用的检查方法。静息时心电图都是正常的或基本正常。心绞痛发作时，多数患者出现暂时的 T 波倒置或 ST 段移位；症状消失后（经过休息或含化硝酸甘油片），心电图恢复正常。平板运动试验（心电图运动试验）诊断冠心病的准确率在 70% 左右，但有一定风险，有严格的适应证和禁忌证。心肌核素灌注扫描（核医学）诊断冠心病（心绞痛）的准确率也是 70%，但确诊心肌梗死的准确率接近 100%。冠状动脉 CTA 诊断冠心病的准确率达 90% 以上。动态心电图（Holter）可记录各种心律失常；胸痛时伴 ST 段抬高，有助于确诊冠状动脉痉挛（变异型心绞痛）。超声心动图、心肌酶谱也是诊断心脏疾病极其有价值的检查。

针对冠心病心绞痛的治疗原则是改善冠状动脉血供和降低心肌耗氧，同时治疗动脉粥样硬化。发作时应立刻休息，较重的发作可使用作用较快的硝酸酯制剂，如硝酸甘油、硝酸异山梨酯等。缓解期可用 β - 受体阻断药如倍他乐克，硝酸酯类药如欣康，钙通道阻滞剂如合心爽、曲美他嗪，他汀类降血脂药如立普妥，抗血小板制剂如阿司匹林。有适应证时可采取介入治疗或者主动脉 - 冠状动脉旁路移植术治疗。

本病中医学称为"胸痹"，是上焦阳气不足，下焦阴寒气盛，阳微阴弦，心脉闭阻导致的。

一、中医病因病机分析及常见证型

本病的发生多与寒邪内侵、饮食失调、情志失节、劳倦内伤、年迈体虚等因素有关。

其病机有虚实两方面，实为寒凝、血瘀、气滞、痰浊痹阻胸阳，阻滞心脉；虚为气虚、阴伤、阳衰，肺、脾、肝、肾亏虚，心脉失养。在本病的形成和发展过程中，大多因实致虚，亦有因虚致实者。

1. 寒邪内侵 寒主收引，既可抑遏阳气，所谓暴寒折阳，又可使血行瘀滞，发为本病。《素问·调经论》曰："寒气积于胸中而不泻，不泻则温气去，寒独留，则血凝泣，凝则脉不通。"《医学正传·胃脘痛》："有真心痛者，大寒触犯心君。"素体阳衰，胸阳不足，阴寒之邪乘虚侵袭，寒凝气滞，痹阻胸阳，而成胸痹。诚如《医门法律·中寒门》所说："胸痹心痛，然总因阳虚，故阴得乘之。"《类证治裁·胸痹》也说："胸痹，胸中阳微不运，久则阴乘阳位，而为痹结也。"

2. 饮食失调 饮食不节，如过食肥甘厚味，或嗜烟酒而成癖，以致脾胃损伤，运化失健，聚湿生痰，上犯心胸清旷之区，阻遏心阳，胸阳失展，气机不畅，心脉闭阻，而成胸痹。如痰浊留恋日久，痰阻血瘀，亦成本病证。

3. 情志失节 忧思伤脾，脾运失健，津液不布，遂聚为痰。郁怒伤肝，肝失疏泄，肝郁气滞，甚则气郁化火，灼津成痰。无论气滞或痰阻，均可使血行失畅，脉络不利，而致气血瘀滞，或痰瘀交阻，胸阳不运，心脉痹阻，不通则痛，而发胸痹。《杂病源流犀烛·心病源流》曰："总之七情之由作心痛，七情失调可致气血耗逆，心脉失畅，痹阻不通而发心痛。"

4. 劳倦内伤 劳倦伤脾，脾虚转输失能，气血生化乏源，无以濡养心脉，拘急而痛。积劳伤阳，心肾阳微，鼓动无力，胸阳失展，阴寒内侵，血行涩滞，而发胸痹。

5. 年迈体虚 本病多见于中老年人，年过半百，肾气自半，精血渐衰。如肾阳虚衰，则不能鼓舞五脏之阳，可致心气不足或心阳不振，血脉失于温运，痹阻不畅，发为胸痹；肾阴亏虚，则不能濡养五脏之阴，水不涵木，又不能上济于心，因而心肝火旺，心阴耗伤，心脉失于濡养。而致胸痹；心阴不足，心火燔炽，下汲肾水，又可进一步耗伤肾阴；心肾阳虚，阴寒痰饮乘于阳位，阻滞心脉。凡此均可在本虚的基础上形成标实，导致寒凝、血瘀、气滞、痰浊，而使胸阳失运，心脉阻滞，发生胸痹。

胸痹的主要病机为心脉痹阻，病位在心，涉及肝、肺、脾、肾等脏。心主血脉，肺主治节，两者相互协调，气血运行自畅。心病不能推动血脉，肺气治节失司，则血行瘀滞；肝病疏泄失职，气郁血滞；脾失健运，聚生痰浊，气血乏源；肾阴亏损，心血失荣，肾阳虚衰，君火失用，均可引致心脉痹阻，胸阳失旷而发胸痹。其临床主要表现为本虚标实，虚实夹杂。本虚有气虚、气阴两虚及阳气虚衰；标实有血瘀、寒凝、痰浊、气滞，且可相兼为病：如气滞血瘀、寒凝气滞、痰瘀交阻等。

胸痹轻者多为胸阳不振，阴寒之邪上乘，阻滞气机，临床表现胸中气塞，短气；重者则为痰瘀交阻，壅塞胸中，气机痹阻，临床表现不得卧，心痛彻背。同时亦有缓作与急发之异，缓作者，渐进而为，日积月累，始则偶感心胸不舒，继而心痹痛作，发作日频，甚则心胸后背牵引作痛；急作者，素无不舒之感，或许久不发，因感寒、劳倦、七情所伤等诱因而猝然心痛欲窒。

胸痹病机转化可因实致虚，亦可因虚致实。痰踞心胸，胸阳痹阻，病延日久，每可耗气伤阳，向心气不足或阴阳并损证转化；阴寒凝结，气失温煦，非惟暴寒折阳，日久寒邪伤人阳气，亦可向心阳虚衰转化；瘀阻脉络，血行滞涩，瘀血不去，新血不生，留瘀日久，心气痹阻，心阳不振。此三者皆因实致虚。心气不足，鼓动不力，易致气滞血瘀；心肾阴虚，水亏火炎，炼液为痰；心阳虚衰，阳虚外寒，寒痰凝络，此三者皆由虚而致实。

本病多在中年以后发生，如治疗及时得当，可获较长时间稳定缓解，如反复发作，则病情较为顽固。病情进一步发展，可见心胸卒然大痛，出现真心痛证候，甚则可"旦发夕死，夕发旦死"。

二、辨证选择中成药

基于冠心病心绞痛病机为本虚标实，虚实夹杂，发作期以标实为主，缓解期以本虚为主的特点，其治疗原则应先治其标，后治其本，先从祛邪入手，然后再予扶正，必要时可根据虚实标本的主次，兼顾同治。标实当泻，针对气滞、血瘀、寒凝、痰浊而疏理气机，活血化瘀，辛温通阳，泄浊豁痰，尤重活血通脉之法；本虚宜补，权衡心脏阴阳气血之不足，有无兼见肺、肝、脾、肾等脏之亏虚，补气温阳，滋阴益肾，纠正脏腑之偏衰，尤其重视补益心气之不足。

1. 心血瘀阻证

【临床表现】心胸疼痛，如刺如绞，痛有定处，入夜为甚，甚则心痛彻背，背痛彻心，或痛引肩背，伴有胸闷，日久不愈，可因暴怒、劳累而加重，舌质紫黯，有瘀斑，苔薄，脉弦涩。

【辨证要点】心胸疼痛，痛有定处，甚则心痛彻背，背痛彻心，或痛引肩背，伴有胸闷，舌质紫黯，有瘀斑，苔薄，脉弦涩。

【病机简析】心主血脉，心病不能推动血脉，血行瘀滞，心血失荣，致心脉痹阻，胸阳失旷而发胸痹。

【治法】活血化瘀，通脉止痛。

【辨证选药】可选用血府逐瘀丸（胶囊、口服液、颗粒、片、泡腾片）、丹参胶囊（片、口服液、膏、颗粒）、地奥心血康胶囊（片、口服液、颗粒）等。

此类中成药组方多以丹参、赤芍活血化瘀，理气止痛，有通脉止痛之功效。若卒然心痛发作，可含速效救心丸等活血化瘀，芳香止痛之品。

2. 气滞血瘀证

【临床表现】心胸满闷，隐痛阵发，痛有定处，时欲太息，遇情志不遂时容易诱发或加重，或兼有脘宇胀闷，得嗳气或矢气则舒，苔薄或薄腻，脉细弦。

【辨证要点】心胸满闷，遇情志不遂时容易诱发或加重，或兼有脘宇胀闷，得嗳气或矢气则舒，苔薄或薄腻，脉细弦。

【病机简析】肺主治节，肝主疏泄，脏腑功能失职，气郁血滞，致心脉痹阻，胸阳失旷而发胸痹。

【治法】行气通脉，活血止痛。

【辨证选药】可选用复方丹参片（胶囊、软胶囊、颗粒、滴丸、口服液、气雾剂、丸、浓缩水丸、含片）、冠脉宁片、心可舒片（胶囊、咀嚼片）、麝香保心丸、速效救心丸等。

此类中成药组方多以丹参、三七、郁金、桃仁、红花等理气活血，行气通脉。

3. 气虚血瘀证

【临床表现】心胸隐痛，心悸气短，动则益甚，伴倦怠乏力，声息低微，或心胸刺痛，痛有定处，甚则心痛彻背，背痛彻心，或痛引肩背，伴有胸闷。舌体胖，边有齿痕，舌质紫黯，或有瘀斑，苔薄，脉弦涩或细弱。

【辨证要点】心胸隐痛，心悸气短，伴倦怠乏力，声息低微，或心胸刺痛，痛有定处，或痛引肩背，伴有胸闷，舌体胖，边有齿痕，舌质紫黯，或有瘀斑，苔薄，脉弦涩或细弱。

【病机简析】脾失健运，聚生痰浊，气血乏源，心血不荣，引致心脉痹阻，胸阳失旷而发胸痹。

【治法】益气活血，通络止痛。

【辨证选药】可选芪参胶囊、养心氏片、参芍胶囊（片）、心复康胶囊、通心络胶囊（片）、补心气口服液、芪参益气滴丸等。

此类中成药多由黄芪、党参、丹参、葛根等组成，具有扶正固本，益气活血，通络止痛之功效。

4. 寒凝心脉证

【临床表现】卒然心痛如绞，心痛彻背，喘不得卧，多因气候骤冷或骤感风寒而发病或加重，伴形寒，甚则手足不温，冷汗自出，胸闷气短，心悸，面色苍白，苔薄白，脉沉紧或沉细。

【辨证要点】卒然心痛如绞，心痛彻背，喘不得卧，伴形寒，甚则手足不温，冷汗自出，胸闷气短，心悸，面色苍白，苔薄白，脉沉紧或沉细。

【病机简析】寒主收引，抑遏阳气，所谓暴寒折阳，又可使血行瘀滞，发为本病。

【治法】辛温散寒，宣通心阳。

【辨证选药】可选用参桂胶囊。

此类中成药组方含红参、川芎、桂枝等，能辛温散寒，助阳通脉，行气止痛。

阴寒极盛之胸痹重症，若痛剧而四肢不温，冷汗自出，即刻舌下含化苏合香丸或麝香保心丸，芳香化浊，理气温通开窍。

5. 气阴两虚证

【临床表现】心胸隐痛，时作时休，心悸气短，动则益甚，伴倦怠乏力，声息低微，面色㿠白，易汗出，舌质淡红，舌体胖且边有齿痕，苔薄白，脉虚细缓或结代。

【辨证要点】心胸隐痛，心悸气短，伴倦怠乏力，声息低微，面色㿠白，易汗出，舌质淡红，舌体胖且边有齿痕，苔薄白，脉虚细缓或结代。

【病机简析】劳倦伤脾，脾虚转输失能，气血生化乏源，无以濡养心脉，拘急而痛；肾阴亏虚，则不能濡养五脏之阴，水不涵木，又不能上济于心，因而心肝火旺，心阴耗伤，心脉失于濡养，发生胸痹。

【治法】益气养阴，活血通脉。

【辨证选药】可选用益心舒胶囊（颗粒、丸、片）、注射用益气复脉（冻干）等。

此类中成药组方多以黄芪、丹参、党参、麦冬、五味子等益气养阴，通脉止痛。

6. 心肾阴虚证

【临床表现】心痛憋闷，心悸盗汗，虚烦不寐，腰酸膝软，头晕耳鸣，口干便秘，舌红少津，苔薄或剥，脉细数或促代。

【辨证要点】心痛憋闷，盗汗，虚烦不寐，腰酸膝软，耳鸣，口干便秘，舌红少津，苔薄或剥，脉细数或促代。

【病机简析】肾阴亏虚，则不能濡养五脏之阴，水不涵木，又不能上济于心，因而心肝火旺，心阴耗伤，心脉失于濡养；心阴不足，心火燔炽，下汲肾水，又可进一步耗伤肾阴，心脉阻滞，发生胸痹。

【治法】滋阴清火，养心和络。

【辨证选药】可选用心元胶囊等。

此类中成药组方多以丹参、麦冬、五味子益气养阴，何首乌补益心肾，共奏滋阴清火，养心和络之功。

7. 心肾阳虚证

【临床表现】心悸而痛，胸闷气短，动则更甚，自汗，面色㿠白，神倦怯寒，四肢欠温或肿胀，舌质淡胖，边有齿痕，苔白或腻，脉沉细迟。

【辨证要点】心悸而痛，胸闷气短，自汗，面色㿠白，神倦怯寒，四肢欠温，舌质淡胖，边有齿痕，苔白或腻，脉沉细迟。

【病机简析】劳倦伤脾，脾虚转输失能，气血生化乏源；积劳伤阳，心肾阳微，鼓动无力，胸阳失展，阴寒内侵，血行涩滞，而发胸痹。

【治法】温补阳气，振奋心阳。

【辨证选药】可选用心宝丸等。

此类中成药组方多以人参、肉桂、三七、麝香温补心肾，益气助阳，活血通脉。

三、用药注意

临床选药必须以辨证论治的思想为指导，针对不同证型，选择与其相对证的药物，才能收到较为满意的疗效。另外，应随时注意监测冠心病患者的心绞痛症状及发作频率，如出现症状加重或频率增加，应及时处理，以免延误病情。患者用药务必咨询医师，如正在服用其他药品，应当告知医师或药师；还需避风寒，防过劳、情绪激动等；饮食宜清淡，切忌肥甘油腻食物，以防影响药效的发挥。药品贮藏宜得当，存于阴凉干燥处，若药品性状发生改变禁止服用。药品必须妥善保管，放在儿童不能接触的地方，以防发生意外。对于具体药品的饮食禁忌、配伍禁忌、妊娠禁忌、证候禁忌、病证禁忌、特殊体质禁忌、特殊人群禁忌等，各药品具体内容中均有详细介绍，用药前务必仔细阅读。

附一

常用治疗冠心病心绞痛的中成药药品介绍

（一）心血瘀阻证常用中成药品种

血府逐瘀丸（胶囊、口服液、颗粒、片、泡腾片）

【处方】柴胡、当归、地黄、赤芍、红花、炒桃仁、麸炒枳壳、甘草、川芎、牛膝、桔梗。

【功能与主治】活血祛瘀，行气止痛。用于气滞血瘀所致的胸痹，头痛日久，痛如针刺而有定处，内热烦闷，心悸失眠，急躁易怒。

【用法与用量】

丸剂：口服。一次 1 ～ 2 丸，一日 2 次，空腹用红糖水送服。

胶囊：口服。一次 6 粒，一日 2 次；1 个月为一疗程。

口服液：口服。一次 10ml，一日 3 次。

颗粒剂：开水冲服。一次 1 袋，一日 3 次。

片剂：口服。一次 2 ～ 3 片，一日 2 ～ 3 次。

泡腾片：口服。一次 3 ～ 4 片，一日 3 次。

【禁忌】孕妇忌服。

【注意事项】忌食辛冷。

【规格】

丸剂：蜜丸，每丸重 9g。

胶囊：每粒装 0.4g。

口服液：每支装 10ml。

颗粒剂：每袋装（1）5g，（2）6g。

片剂：每片重 0.45g。

泡腾片：每片重 2.2g。

【贮藏】 密封。

丹参胶囊（片、口服液、膏、颗粒）

【处方】 丹参。

【功能与主治】 活血化瘀，镇静安神。用于冠心病引起的心绞痛、心神不宁。

【用法与用量】

胶囊：口服。一次 3 粒，一日 3～4 次。

片剂：口服。一次 3～4 片，一日 3 次。

口服液：口服。一次 10ml，一日 3 次。

膏剂：口服。一次 9g，一日 2 次。

颗粒剂：温开水冲服。一次 1 袋，一日 3 次。

【禁忌】 月经期及孕妇慎用。

【注意事项】 服药期间心绞痛症状加重或持续发作时应及时就诊。

【规格】

胶囊：每粒装 0.28g。

片剂：每片重 0.44g。

口服液：每支装 10ml。

膏剂：每瓶 125g。

颗粒剂：每袋装 10g，相当于原生药 10g 。

【贮藏】密封。

地奥心血康胶囊（片、口服液、颗粒）

【处方】薯蓣科植物黄山药或穿龙薯蓣的根茎提取物。

【功能与主治】活血化瘀，行气止痛，扩张冠脉血管，改善心肌缺血。用于预防和治疗冠心病，心绞痛，以及瘀血内阻之胸痹、眩晕、气短、心悸、胸闷或痛。

【用法与用量】

胶囊：口服。一次 1 ～ 2 粒，一日 3 次。

片剂：口服。一次 1 ～ 2 片，一日 3 次。

口服液：口服。一次 10 ～ 20ml，一日 3 次或遵医嘱，服时摇匀。

颗粒剂：开水冲服。一次 2 ～ 4g，一日 3 次，或遵医嘱。

【禁忌】月经期及孕妇慎用。

【注意事项】

1．本品活血化瘀，孕妇慎用，月经期妇女及出血倾向者禁用。

2．过敏者慎服，极少数病例空腹服用有胃肠道不适。

3．在治疗期间，心绞痛持续发作，宜加用硝酸酯类药。若出现剧烈心绞痛，心肌梗死，应及时急诊救治。

【规格】

胶囊：每粒含甾体总皂苷 100mg（相当于甾体总苷元 35mg）。

片剂：每片含地奥心血康 100mg（相当于甾体总苷元 35mg）。

口服液：每支装 10ml（含地奥心血康 100mg）。

颗粒剂：每袋装 2g（含地奥心血康 100mg）。

【贮藏】密封。

【临床报道】有改善冠心病患者的临床症状及抗心肌缺血的疗效。地奥心血康治疗冠心病心绞痛共 3970 例，其中冠心病症状疗效结果：共观察 3648 例，显效 1526 例，占 41.83％，有效 1642例，占 45.01％，无效 480 例，总有效率为 86.84％。心电图疗效结果：共观察 3237 例，显效 885 例，占 27.34％，有效 1157 例，占 35.74％，无效 1195 例，总有效率为 63.08％[1]。

【参考文献】

[1] 刘忠荣，邹文俊，王若竹，等. 地奥心血康十年临床应用概述及疗效分析 [J]. 中国医药学报，2004，19（10）：620-622.

（二）气滞血瘀证常用中成药品种

复方丹参片（胶囊、软胶囊、颗粒、滴丸、口服液、气雾剂、丸、浓缩水丸、含片）

【处方】丹参、三七、冰片。

【功能与主治】活血化瘀，理气止痛。用于气滞血瘀所致的胸痹，症见胸闷、心前区刺痛；冠心病心绞痛见上述证候者。

【用法与用量】

片剂：口服。规格（1）、（3）一次 3 片，规格（2）一次 1 片，一日 3 次。

胶囊：口服。一次 3 粒，一日 3 次。

软胶囊：口服。一次 3 粒，一日 3 次。

颗粒剂：口服。一次 1g，一日 3 次。

滴丸：口服或舌下含服。一次 10 丸，一日 3 次，4 周为一个疗程。

口服液：口服。一次 10ml，一日 3 次。

气雾剂：口腔喷射，吸入。一次喷 1～2 下，一日 3 次，或遵医嘱。

丸剂：口服。一次 5 丸，一日 3 次。

浓缩水丸：口服。一次 5 丸，一日 3 次。

含片：含化。一次 2 片，一日 3 次。

【禁忌】月经期及孕妇慎用。

【注意事项】其不良反应轻微，少数可出现胃肠道症状或皮疹，偶有月经过多现象。

【临床报道】将 180 例稳定型心绞痛病人随机分为 2 组。复方丹参滴丸组 120 例（男性 62 例，女性 58 例，年龄 54a±8a，病程 3.1a±1.2a）给予复方丹参滴丸 10 粒，po，tid。硝酸异山梨酯组 60 例（男性 31 例，女性 29 例，年龄 54a±6a，病程 3.2a±1.1a）给予硝酸异山梨酯 10mg，po，tid。2 组疗程均为 2mo。结果：复方丹参滴丸组心绞痛症状总有效率 93.3%，硝酸异山梨酯组总有效率 87%，经 Ridit 分析 $P > 0.05$。复方丹参滴丸组心电图疗效总有效率 63.3%，硝酸异山梨酯组总有效率 38%，经 Ridit 分析 $P < 0.05$[1]。

【参考文献】

[1] 周裕民. 复方丹参滴丸治疗稳定型心绞痛 120 例 [J]. 中国新药与临床杂志，1998，11（17）：375-376.

【规格】

片剂：（1）薄膜衣小片，每片重 0.32g（相当于饮片 0.6g）；（2）薄膜衣大片，每片重 0.8g（相当于饮片 1.8g）；（3）糖衣片，每片重 0.32g（相当于饮片 0.6g）。

胶囊：每粒装 0.3g。

软胶囊：每粒装 0.62g。

颗粒剂：每袋装 1g。

滴丸：每丸重 25mg；薄膜衣滴丸每丸重 27mg。

口服液：每支装 10ml。

气雾剂：每瓶装（1）8ml，（2）10ml。

丸剂：每丸重 0.2g。

浓缩水丸：每丸重 0.2g。

含片：每片重 0.4g。

【贮藏】密封。

冠脉宁片

【处方】丹参、没药（炒）、鸡血藤、血竭、延胡索（醋制）、当归、郁金、制何首乌、桃仁（炒）、黄精（蒸）、红花、葛根、乳香（炒）、冰片。

【功能与主治】活血化瘀，行气止痛。用于以胸部刺痛、固定不移、入夜更甚、心悸不宁，舌质紫黯，脉沉弦为主症的冠心病，心绞痛，冠状动脉供血不足。

【用法与用量】口服。一次 5 片，一日 3 次，或遵医嘱。

【禁忌】本品含有活血化瘀之药，孕妇禁用。

【注意事项】

1．脾胃虚弱者，年老体衰者不宜长期服用。

2．有出血倾向或出血性疾病者慎用。

3．饮食宜清淡、低盐、低脂，食勿过饱。忌食生冷、辛辣、油腻之品，忌烟酒、浓茶。

【规格】 每片重 0.5g。

【贮藏】 密封。

心可舒片（胶囊、咀嚼片）

【处方】 丹参、葛根、三七、山楂、木香。

【功能与主治】 活血化瘀，行气止痛。用于气滞血瘀引起的胸闷、心悸、头晕、头痛、颈项疼痛；冠心病心绞痛、高脂血症、高血压、心律失常见上述证候者。

【用法与用量】

片剂：口服。一次 4 片（小片）或 2 片（大片），一日 3 次，或遵医嘱。

胶囊：口服。一次 4 粒，一日 3 次，或遵医嘱。

咀嚼片：咀嚼口服。一次 6 片，一日 3 次，或遵医嘱。

【注意事项】

1．孕妇慎用。

2．心阳虚患者不宜用。

【规格】

片剂：每片重（1）0.31g，（2）0.62g。

胶囊：每粒装 0.3g。

咀嚼片：每片重 0.6g。

【贮藏】密封。

麝香保心丸

【处方】人工麝香、人参提取物、人工牛黄、肉桂、苏合香、蟾酥、冰片。

【功能与主治】芳香温通，益气强心。用于气滞血瘀所致的胸痹，症见心前区疼痛、固定不移；心肌缺血所致的心绞痛、心肌梗死见上述证候者。

【用法与用量】口服。一次 1 ～ 2 丸，一日 3 次；或症状发作时服用。

【禁忌】

1．孕妇禁用。

2．过敏体质者慎用。

【注意事项】用药期间，心绞痛频繁发作或持续发作，应及时就医。

【规格】每丸重 22.5mg。

【贮藏】密封。

速效救心丸

【处方】川芎、冰片。

【功能与主治】行气活血，祛瘀止痛，增加冠脉血流量，缓解心绞痛。用于气滞血瘀型冠心病，心绞痛。

【用法与用量】含服。一次 4 ～ 6 粒，一日 3 次；急性发作时，一次 10 ～ 15 粒。

【禁忌】孕妇禁用，月经期及有过敏史者慎用。

【注意事项】

1．饮食宜清淡、低盐、低脂，食勿过饱。忌食生冷、辛辣、油腻之品，忌烟酒、浓茶。

2．伴有中重度心力衰竭的心肌缺血者慎用。

3．在治疗期间，心绞痛持续发作，宜加用硝酸酯类药。如果出现剧烈心绞痛、心肌梗死等，应及时救治。

【规格】 每粒重 40mg。

【贮藏】 密封。

（三）气虚血瘀证常用中成药品种

芪参胶囊

【处方】 黄芪、人参、三七、丹参、红花、川芎、蒲黄、山楂、水蛭、黄芩、玄参、茯苓、制首乌、葛根、甘草。

【功能与主治】 益气活血，化瘀止痛。用于冠心病稳定型心绞痛证属气虚血瘀者。

【用法与用量】 口服。一次 3 粒，一日 3 次。

【规格】 每粒装 0.5g。

【贮藏】 密封。

养心氏片

【处方】 黄芪、丹参、党参、人参、当归、山楂、葛根、延胡索（炙）、灵芝、地黄、淫羊藿、黄连、炙甘草。

【功能与主治】 扶正固本，益气活血，化瘀止痛。用于冠心病心绞痛气虚血瘀证。

【用法与用量】口服。糖衣片一次4~6片，薄膜衣片一次2~3片，一日3次。

【禁忌】孕妇慎用。

【规格】（1）薄膜衣片每片重0.3g，（2）薄膜衣片每片重0.6g，（3）糖衣片每片片芯重0.3g，（4）糖衣片每片片芯重0.6g。

【贮藏】密封。

参芍胶囊（片）

【处方】人参茎叶皂苷、白芍。

【功能与主治】活血化瘀，益气止痛。用于气虚血瘀所致的胸闷、胸痛，心悸，气短；冠心病心绞痛见上述证候者。

【用法与用量】

胶囊：口服。一次4粒，一日2次。

片剂：口服。一次4片，一日2次。

【注意事项】

1．本品以益气活血为主要功效，痰多、烦热、易怒者不宜使用。

2．在治疗期间，心绞痛持续发作，应及时就诊。

【规格】。

胶囊：每粒装0.25g。

片剂：片芯重0.3g。

【贮藏】密封。

心复康胶囊

【处方】人参、三七、黄芪、红花、丹参、延胡索、檀香、草豆蔻、苏合香、冰片、薄荷脑。

【功能与主治】 益气活血，通脉止痛。用于心气虚乏，血瘀阻络所致胸痹心痛（稳定型劳累性冠心病心绞痛），症见胸闷胸痛，气短乏力，心悸自汗等。

【用法与用量】 口服。一次4粒，一日3次。

【规格】 每粒装0.4g。

【贮藏】 密封。

通心络胶囊（片）

【处方】 人参、水蛭、全蝎、赤芍、蝉蜕、土鳖虫、蜈蚣、檀香、降香、乳香（制）、酸枣仁（炒）、冰片。

【功能与主治】 益气活血，通络止痛。用于冠心病心绞痛属心气虚乏、血瘀络阻证，症见胸部憋闷，刺痛、绞痛，固定不移，心悸自汗，气短乏力，舌质紫黯或有瘀斑，脉细涩或结代。亦用于气虚血瘀络阻型中风病，症见半身不遂或偏身麻木，口舌歪斜，言语不利。

【用法与用量】

胶囊：口服。一次2～4粒，一日3次。

片剂：口服。一次2～4片，一日3次。

【禁忌】 孕妇、月经期妇女及有出血倾向者禁用。

【注意事项】

1．方中活血破瘀、通窍行气之品均能伤及脾胃，一般宜饭后服用。

2．保持心情舒畅。忌过度思虑，避免恼怒、抑郁等不良情绪。

3．在治疗期间，心绞痛持续发作者应停药，酌情治疗。

【规格】

胶囊：每粒装 0.26g。

片剂：每片重 0.45g。

【贮藏】 密闭，置阴凉干燥处。

【药理毒理】 本品具有改善心脏泵血、抗血小板聚集、调节内分泌功能。

·**改善心脏泵血** 本品能够改善心脏泵血功能，增加心输出量，并扩张冠脉，改善冠脉血流量，降低心肌耗氧量，调整心肌对氧的供求平衡，改善左室功能，适用冠心病合并心功能不全患者[1]。

·**抗血小板聚集** 本品能抑制血小板聚集、降低血液黏度，降低血清总胆固醇和低密度脂蛋白含量，防止血栓形成，适合冠心病合并高脂血症者[2]。

·**调节内分泌** 本品具有调节肺源性心脏病患者血浆内皮素、心钠素的功能，可降低肺动脉高压[3]。

【临床疗效】 选取冠心病变异性心绞痛患者 64 例，通心络胶囊可明显改善冠心病变异性心绞痛患者的临床症状，总有效率为 86.67%，可使血清一氧化氮（NO）含量明显增加，血清内皮素（ET）水平降低[4]。

【参考文献】

[1] 吴以岭，吴正图，袁国强，等 . 通心络对实验性大脑中动脉闭塞大鼠的保护作用 [J]. 中华神经科杂志，2007：54-58.

[2] 吴以岭 . 络病理论科学求证 [M]. 北京：中国科学技术出版社，2007：90.

[3] 万用，张念 . 通心络胶囊对肺源性心脏病患者血浆内皮素、心钠素及 D- 二聚体的影响 [J]. 中华实用诊断与治疗杂志，2009，

23（6）：596-597.

[4] 贾真，顾复生，薛一帆.通心络胶囊治疗冠心病变异性心绞痛临床疗效及对内皮功能的影响 [J].中国中西医结合杂志，1999，11（19）：651-652.

补心气口服液

【处方】黄芪、人参、菖蒲、薤白。

【功能与主治】补益心气，理气止痛。用于气短、心悸、乏力、头晕，心气虚损型胸痹心痛。

【用法与用量】口服。一次 1 支，一日 3 次。

【注意事项】

1．服药期间忌食辛辣、油腻食物。

2．避免过度操劳、剧烈运动，经常保持身心舒畅，少吸烟、喝酒。

3．服药一周后症状无明显改善，或症状加重等，应去医院就诊。

【规格】每支装 10ml。

【贮藏】密封，置阴凉处。

芪参益气滴丸

【处方】黄芪、丹参、三七、降香油。

【功能与主治】益气通脉，活血止痛。用于气虚血瘀型胸痹，症见胸闷胸痛、气短乏力、心悸、面色少华、自汗，舌体胖有齿痕，舌质黯或紫黯或有瘀斑，脉沉或沉弦。

【用法与用量】餐后半小时服用。一次 1 袋（支），一日 3 次。4 周为一疗程，或遵医嘱。

【规格】每袋装 0.5g，每支装 0.5g。

【注意事项】孕妇慎用。

【贮藏】密封。

（四）寒凝心脉证常用中成药品种

参桂胶囊

【处方】红参、川芎、桂枝。

【功能与主治】益气通阳，活血化瘀。用于心阳不振，气虚血瘀证，症见胸部刺痛，固定不移，入夜更甚，遇冷加重，或畏寒喜暖，面色少华；冠心病、心绞痛见上述证候者。

【用法与用量】口服。一次 4 粒，一日 3 次。

【注意事项】

1．阴虚内热者慎用。

2．疼痛明显者可伍用丹参胶囊或复方丹参片等制剂。

3．乏力，气短明显者可伍用参芍片。

4．心绞痛不缓解可舌下含服速效救心丸或硝酸甘油。

【规格】每粒重 0.3g。

【贮藏】密封。

（五）气阴两虚证常用中成药品种

益心舒胶囊（颗粒、丸、片）

【处方】人参、麦冬、五味子、黄芪、丹参、川芎、山楂。

【功能与主治】益气复脉，活血化瘀，养阴生津。用于气阴两虚，瘀血阻脉所致的胸痹，症见胸痛胸闷、心悸气短、脉结代；冠心病心绞痛见上述证候者。

【用法与用量】

胶囊：口服。一次3粒，一日3次。

颗粒剂：开水冲服。一次1袋，一日3次。

丸剂：口服。一次3片，一日3次。

片剂：口服。一次3片，一日3次。

【禁忌】 本品含有活血化瘀药，有碍胎气，孕妇及月经期妇女禁用。

【注意事项】

1. 胸闷痛，痰多色黄而黏，舌红苔黄腻的稳定型心绞痛者不宜使用。

2. 服药期间，忌食辛辣、生冷、油腻食物。

3. 治疗期间，心绞痛持续发作者，宜加用硝酸酯类药，若出现剧烈心绞痛、心肌梗死，或见气促、汗出、面色苍白者应及时急诊救治。

【规格】

胶囊：每粒装0.4g。

颗粒剂：每袋装4g。

丸剂：每袋装2g（浓缩丸）。

片剂：每片重0.45g。

【贮藏】 密封，置干燥处。

注射用益气复脉（冻干）

【处方】 红参、麦冬、五味子，辅料为葡甲胺、甘露醇。

【功能与主治】益气复脉，养阴生津。用于冠心病劳累型心绞痛气阴两虚证，症见胸痹心痛，心悸气短，倦怠懒言，头晕目眩，面色少华，舌淡、少苔或剥苔，脉细弱或结代；冠心病所致慢性左心功能不全Ⅱ、Ⅲ级气阴两虚证，症见心悸、气短，甚则气急喘促，胸闷隐痛，时作时止，倦怠乏力，面色苍白，动则汗出，舌淡、少苔或剥苔，脉细弱或结代。

【用法与用量】静脉滴注。一次8瓶，一日1次。用250～500ml 5%葡萄糖注射液或者生理盐水稀释后静脉滴注，每分钟约40滴。疗程2周。

【不良反应】

1. 临床研究期间偶见女性患者用药过程中月经量明显增多。

2. 临床研究期间偶见输液过程中出现针刺部位胀，减慢静滴速度后好转。

【禁忌】过敏体质者禁用。

【注意事项】输液过程中液体经过过滤器时偶见气泡，应减慢滴速。

【规格】低硼硅玻璃管制注射剂瓶包装，每盒装8瓶。

【贮藏】密封，避光。

（六）心肾阴虚证常用中成药品种

心元胶囊

【处方】制何首乌、丹参、地黄、麦冬。

【功能与主治】滋肾养心，活血化瘀。用于胸痹心肾阴虚、心血瘀阻证，症见胸闷不适，胸部刺痛或绞痛，或胸痛彻背，固定不移，入夜更甚，心悸盗汗，心烦不寐，腰酸膝软，耳鸣，头晕；冠心病稳定型劳累性心绞痛、高脂血症见上述证候者。

【用法与用量】口服。一次 3 ~ 4 粒，一日 3 次。

【规格】每粒装 0.3g。

【贮藏】密封。

（七）心肾阳虚证常用中成药品种

心宝丸

【处方】附子、鹿茸、人参、肉桂、三七、麝香、洋金花、冰片、蟾酥。

【功能与主治】温补心肾，益气助阳，活血通脉。用于治疗心肾阳虚、心脉瘀阻引起的慢性心功能不全；窦房结功能不全引起的心动过缓，病窦综合征以及缺血性心脏病引起的心绞痛及心电图缺血性改变等。

【用法与用量】口服。慢性心功能不全按心功能Ⅰ、Ⅱ、Ⅲ级依次分别服用 120、240、360mg，一日 3 次，一疗程为 2 个月，在心功能正常后改为日维持量 60 ~ 120mg。病窦综合征病情严重者一次 300 ~ 600mg，一日 3 次，疗程为 3 ~ 6 个月。其他心律失常（期外收缩）及房颤、心肌缺血或心绞痛一次 120 ~ 240mg，一日 3 次，一疗程为 1 ~ 2 个月。

【禁忌】孕妇、经期妇女慎用。

【注意事项】

1．本品所含洋金花有毒，不宜过服、久服。

2．本品不宜用于症见痰多色黄、烦热、易怒，舌红，苔黄膩，或心烦失眠，手足心热，舌红少苔的心律失常患者。

3．本品中蟾酥有强心作用，正在服用洋地黄类药物者慎用。

4．青光眼患者不宜服。

【规格】每丸重 60mg。

【贮藏】密封。

附二

治疗冠心病心绞痛的常用中成药简表

适宜证型	药物名称	功能	主治病症	用法用量	备注
心血瘀阻证	血府逐瘀丸（胶囊、口服液、颗粒、片、泡腾片）	活血祛瘀，行气止痛。	用于气滞血瘀所致的胸痹，头痛日久，痛如针刺而有定处，内热烦闷，心悸失眠，急躁易怒。	丸剂：口服。一次1~2丸，一日2次，空腹用红糖水送服。 胶囊：口服。一次6粒，一日2次；1个月为一疗程。 口服液：口服。一次10ml，一日3次。 颗粒剂：开水冲服，一次1袋，一日3次。 片剂：口服。一次2~3片，一日2~3次。 泡腾片：口服。一次3~4片，一日3次。	丸剂：基药，医保 胶囊：药典，基药，医保 口服液：社保，医保，基药 颗粒剂、片剂：医保 泡腾片：SFDA标准颁布件(2010)
	丹参胶囊（片、口服液、膏、颗粒）	活血化瘀，镇静安神。	用于冠心病引起的心绞痛、心神不宁。	胶囊：口服。一次3粒，一日3~4次。 片剂：口服。一次3~4片，一日3次。 口服液：口服。一次10ml，一日3次。 膏剂：口服。一次9g，一日2次。 颗粒剂：温开水冲服。一次1袋，一日3次。	胶囊：医保 片剂：医保 口服液：医保 膏剂：部标 颗粒剂：药典

适宜证型	药物名称	功能	主治病症	用法用量	备注
心血瘀阻证	地奥心血康胶囊（片、口服液、颗粒）	活血化瘀，行气止痛，扩张冠脉血管，改善心肌缺血。	用于预防和治疗冠心病，心绞痛，以及瘀血内阻之胸痹、眩晕、气短、心悸、胸闷或痛。	胶囊：口服。一次1~2粒，一日3次。 片剂：口服。一次1~2片，一日3次。 口服液：口服。一次10~20ml，一日3次或遵医嘱，服时摇匀。 颗粒剂：开水冲服。一次2~4g，一日3次，或遵医嘱。	胶囊：药典，基药，医保，社保 颗粒剂：医保 片剂：医保 口服液：新药转正标准
气滞血瘀证	复方丹参片（胶囊、软胶囊、颗粒、滴丸、口服液、气雾剂、丸、浓缩水丸、含片）	活血化瘀，理气止痛。	用于气滞血瘀所致的胸痹，症见胸闷、心前区刺痛；冠心病心绞痛见上述证候者。	片剂：口服。规格（1）（3）一次3片，规格（2）一次1片，一日3次。 胶囊：口服。一次3粒，一日3次。 软胶囊：口服。一次3粒，一日3次。 颗粒剂：口服。一次1g，一日3次。 滴丸：口服或舌下含服。一次10丸，一日3次，4周为一个疗程。 口服液：口服。一次10ml，一日3次。 气雾剂：口腔喷射，吸入。一次喷1~2下，一日3次，或遵医嘱。 丸剂：口服。一次5丸，一日3次。 浓缩水丸：口服。一次5丸，一日3次。 含片：含化。一次2片，一日3次。	片剂：基药，医保，社保 滴丸：基药，医保，社保 胶囊：基药，医保 软胶囊：新药转正标准53 颗粒剂：药典，基药，医保 口服液：新药转正标准8 气雾剂：药典，医保 丸剂：医保，社保 浓缩水丸：医保 含片：新药转正标准39
	冠脉宁片	活血化瘀，行气止痛。	用于以胸部刺痛、固定不移、入夜更甚、心悸不宁，舌质紫黯，脉沉弦为主症的冠心病，心绞痛，冠状动脉供血不足。	口服。一次5片，一日3次，或遵医嘱。	医保

适宜证型	药物名称	功能	主治病症	用法用量	备注
气滞血瘀证	心可舒片（胶囊、咀嚼片）	活血化瘀，行气止痛。	用于气滞血瘀引起的胸闷、心悸、头晕、头痛、颈项疼痛；冠心病心绞痛、高脂血症、高血压、心律失常见上述证候者。	片剂：口服。一次4片（小片）或2片（大片），一日3次，或遵医嘱。胶囊：口服。一次4粒，一日3次，或遵医嘱。咀嚼片：咀嚼口服。一次6片，一日3次，或遵医嘱。	片剂：药典，医保。胶囊：药典，医保，社保。咀嚼片：国家药监局单页标准（2009），SFDA标准颁布件(2009)
	麝香保心丸	芳香温通，益气强心。	用于气滞血瘀所致的胸痹，症见心前区疼痛、固定不移；心肌缺血所致的心绞痛、心肌梗死见上述证候者。	口服。一次1~2丸，一日3次；或症状发作时服用。	药典，基药，医保，社保
	速效救心丸	行气活血，祛瘀止痛，增加冠脉血流量，缓解心绞痛。	用于气滞血瘀型冠心病，心绞痛。	含服。一次4~6粒，一日3次；急性发作时，一次10~15粒。	药典，基药，医保，社保
气虚血瘀证	芪参胶囊	益气活血，化瘀止痛。	用于冠心病稳定型心绞痛证属气虚血瘀者。	口服。一次3粒，一日3次。	药典
	养心氏片	扶正固本，益气活血，化瘀止痛。	用于冠心病心绞痛气虚血瘀证。	口服。糖衣片一次4~6片，薄膜衣片一次2~3片，一日3次。	药典，医保
	参芍胶囊（片）	活血化瘀，益气止痛。	用于气虚血瘀所致的胸闷、胸痛，心悸，气短；冠心病心绞痛见上述证候者。	胶囊：口服。一次4粒，一日2次。片剂：口服。一次4片，一日2次。	胶囊：医保。片剂：药典，医保

适宜证型	药物名称	功能	主治病症	用法用量	备注
气虚血瘀证	心复康胶囊	益气活血，通脉止痛。	用于心气虚乏，血瘀阻络所致胸痹心痛（稳定型劳累性冠心病心绞痛），症见胸闷胸痛，气短乏力，心悸自汗等。	口服。一次4粒，一日3次。	新药转正标准62
	通心络胶囊（片）	益气活血，通络止痛。	用于冠心病心绞痛属心气虚乏、血瘀络阻证，症见胸部憋闷，刺痛、绞痛，固定不移，心悸自汗，气短乏力，舌质紫黯或有瘀斑，脉细涩或结代。亦用于气虚血瘀络阻型中风病，症见半身不遂或偏身麻木，口舌歪斜，言语不利。	胶囊：口服。一次2~4粒，一日3次。片剂：口服。一次2~4片，一日3次。	胶囊：药典，基药，医保，社保片剂：医保
	补心气口服液	补益心气，理气止痛。	用于气短、心悸乏力、头晕，心气虚损型胸痹心痛。	口服。一次1支，一日3次。	药典，医保
	芪参益气滴丸	益气通脉，活血止痛。	用于气虚血瘀型胸痹，症见胸闷胸痛、气短乏力、心悸、面色少华、自汗，舌体胖有齿痕，舌质黯或紫黯或有瘀斑，脉沉或沉弦。	餐后半小时服用。一次1袋（支），一日3次。4周为一疗程，或遵医嘱。	医保
寒凝心脉证	参桂胶囊	益气通阳，活血化瘀。	用于心阳不振，气虚血瘀证，症见胸部刺痛，固定不移，入夜更甚，遇冷加重，或畏寒喜暖，面色少华；冠心病、心绞痛见上述证候者。	口服。一次4粒，一日3次。	医保

55

适宜证型	药物名称	功能	主治病症	用法用量	备注
气阴两虚证	益心舒胶囊（颗粒、丸、片）	益气复脉，活血化瘀，养阴生津。	用于气阴两虚，瘀血阻脉所致的胸痹，症见胸痛胸闷、心悸气短、脉结代；冠心病心绞痛见上述证候者。	胶囊：口服。一次3粒，一日3次。颗粒剂：开水冲服。一次1袋，一日3次。丸剂：口服。一次3片，一日3次。片剂：口服。一次3片，一日3次。	胶囊：药典，医保颗粒剂：医保丸剂：医保片剂：医保
	注射用益气复脉（冻干）	益气复脉，养阴生津。	用于冠心病劳累型心绞痛气阴两虚证，症见胸痹心痛，心悸气短，倦怠懒言，头晕目眩，面色少华，舌淡、少苔或剥苔，脉细弱或结代；冠心病所致慢性左心功能不全Ⅱ、Ⅲ级气阴两虚证，症见心悸、气短，甚则气急喘促，胸闷隐痛，时作时止，倦怠乏力，面色苍白，动则汗出，舌淡、少苔或剥苔，脉细弱或结代。	静脉滴注。一次8瓶，一日1次。用250~500ml 5%葡萄糖注射液或者生理盐水稀释后静脉滴注，每分钟约40滴，疗程2周。	药典
心肾阴虚证	心元胶囊	滋肾养心，活血化瘀。	用于胸痹心肾阴虚、心血瘀阻证，症见胸闷不适，胸部刺痛或绞痛，或胸痛彻背，固定不移，入夜更甚，心悸盗汗，心烦不寐，腰酸膝软，耳鸣，头晕；冠心病稳定型劳累性心绞痛、高脂血症见上述证候者。	口服。一次3~4粒，一日3次。	药典，医保

续表

适宜证型	药物名称	功能	主治病症	用法用量	备注
心肾阳虚证	心宝丸	温补心肾，益气助阳，活血通脉。	用于治疗心肾阳虚、心脉瘀阻引起的慢性心功能不全；窦房结功能不全引起的心动过缓，病窦综合征以及缺血性心脏病引起的心绞痛及心电图缺血性改变等。	口服。慢性心功能不全按心功能Ⅰ、Ⅱ、Ⅲ级依次分别服用120、240、360mg，一日3次，一疗程为2个月，在心功能正常后改为日维持量60～120mg。病窦综合征病情严重者一次300～600mg，一日3次，疗程为3～6个月。其他心律失常（期外收缩）及房颤、心肌缺血或心绞痛一次120～240mg，一日3次，一疗程为1～2个月。	医保，社保

心律失常

心律失常指心律起源部位、心搏频率、节律以及激动传导等的异常。心脏在正常情况下冲动起源于窦房结，窦房结以一定的频率发出冲动，且以一定的传导速度经正常房室传导系统顺序激动心房、房室结、房室束和左右束支及其分支以及心肌传导纤维到达心室肌。这个过程中的任何异常都可导致心律失常。心律失常种类很多，临床表现多样，常见症状有心悸、乏力、头晕、晕厥等，亦可无症状而仅有心电图等检查的异常。

心律失常有多种分类方法，如按发生原理分为冲动形成异常和冲动传导异常；按心律失常时循环障碍的严重程度和预后分为致命性、潜在致命性和良性；按发作时心率快慢分为快速性心律失常及缓慢性心律失常。心律失常的流行病学情况很难准确统计，成人快速性心律失常以过早搏动和心房颤动最为常见，缓慢性心律失常以窦性心动过缓和传导阻滞为主；而在心源性猝死中，则以心室颤动及持续性多形室性心动过速为主，少数发生于心动过缓。

心律失常的治疗大多以西医治疗为主，中医治疗为辅。对于合并血流动力学障碍、容易导致猝死者，应积极救治，包括使用药物、电除颤复律、埋藏式心脏复律除颤器、起搏器等。对于某些心律失常，射频消融术、外科手术等可以治愈，有条件者应进行治疗。对于良性、非致命性的心律失常，可使用中医药治疗以改善症状。

中医学称本病为"心悸"，也可归属于"怔忡"、"眩晕"和"昏厥"等。

一、中医病因病机分析及常见证型

中医认为本病病因主要是外邪侵袭、七情刺激、饮食不节、正气亏虚等，一方面可直接或间接损伤于心，引起心之气血、阴阳亏虚，心失濡养；另一方面可以引起脏腑功能失调，出现痰浊、水饮、瘀血等病理产物，邪扰心神，从而发生心悸、怔忡、脉律失常。病机关键是心失所养或邪扰心神。病位在心，与肝、脾、肾密切相关。病性本虚标实。快速性心律失常多属虚实夹杂，虚为气血阴阳不足，尤以气虚、阴虚为主，甚则心阳虚脱；实以痰火、血瘀、气郁为主。缓慢性心律失常则以本虚为主，主要是心、肾、脾阳气不足，阴寒内盛，兼有痰湿、瘀血内阻。

1. 体虚久病　禀赋不足，素体虚弱，或久病失养，劳欲过度，气血阴阳亏虚，以致心失所养，发为心悸。

2. 饮食劳倦　嗜食膏粱厚味，煎炸炙爆，蕴热化火生痰，或伤脾滋生痰浊，痰火扰心而致心悸。劳倦太过伤脾，或久坐卧伤气，引起生化之源不足，而致心血虚少，心失所养，神不潜藏，而发为心悸。

3. 七情所伤　平素心虚胆怯，突遇惊恐或情怀不适，悲哀过极，忧思不解等七情扰动，忤犯心神，心神动摇，不能自主而心悸。

4. 感受外邪　风寒湿三气杂至，合而为痹，痹证日久，复感外邪，内舍于心，痹阻心脉，心之气血运行受阻，发为心悸；或风寒湿热之邪，由血脉内侵于心，耗伤心之气血阴阳，亦可引起心悸。如温病、疫毒均可灼伤营阴，心失所养而发为心悸。或邪毒内扰心神，心神不安，也可发为心悸，如春温、风温、暑温、白喉、梅毒等病，往往伴见心悸。

5. 药物中毒 药物过量或毒性较剧，损害心气，甚则损伤心体，引起心悸，如附子、乌头，或西药锑剂、洋地黄、奎尼丁、肾上腺素、阿托品等，当用药过量或不当时，均能引发心动悸、脉结代一类证候。

心悸的发病，或由惊恐恼怒，动摇心神，致心神不宁而为惊悸；或因久病体虚，劳累过度，耗伤气血，心神失养，若虚极邪盛，无惊自悸，悸动不已，则成为怔忡。

心悸的病位主要在心，由于心神失养，心神动摇，悸动不安。但其发病与脾、肾、肺、肝四脏功能失调相关。如脾不生血，心血不足，心神失养则动悸。脾失健运，痰湿内生，扰动心神，心神不安而发病。肾阴不足，不能上制心火，或肾阳亏虚，心阳失于温煦，均可发为心悸。肺气亏虚，不能助心以主治节，心脉运行不畅则心悸不安。肝气郁滞，气滞血瘀，或气郁化火，致使心脉不畅，心神受扰，都可引发心悸。

二、辨证选择中成药

当急性发作的心律失常影响血流动力学时，应以西医治疗为主，辨证应用益气养阴、回阳固脱等中药有助于提高抢救的成功率；在非致命性心律失常中，中西医结合可以提高疗效，可减少抗心律失常药的用量而减轻其副作用；对于西医认为无需治疗，但患者症状明显者，以中医治疗为主，能明显改善症状。

心悸治疗原则：虚证治宜补气、养血、滋阴、温阳佐以养心安神；实证治宜祛痰、化饮、清火、行瘀佐以重镇安神；虚实错杂治宜扶正祛邪兼顾。

1. 气阴两虚证

【临床表现】心悸气短，头晕乏力，胸痛胸闷，少气懒言，五心烦热，失眠多梦，舌质红，少苔，脉细数。

【辨证要点】心悸气短乏力，五心烦热，失眠多梦，舌质红，少苔，脉细数。

【病机简析】化生不足或久病耗伤气阴，心气不足、心脉失养；肺气亏虚，不能助心以主治节，心脉运行不畅则心悸不安。

【治法】益气养阴，安神定悸。

【辨证选药】可选用参松养心胶囊、稳心颗粒（胶囊、片）等。

此类中成药的组方以人参、麦冬、五味子、党参、黄精、琥珀、甘松等益气养阴药物为主，可发挥良好的益气养阴，安神定悸的作用。

2. 气滞血瘀证

【临床表现】心悸时作时止，受惊易作，胸闷不舒，心痛时作，唇甲青紫，烦躁不安，失眠多梦，舌质紫黯，或有瘀斑，脉涩，或结或代。

【辨证要点】胸闷，心痛时作，痛如针刺，唇甲青紫，舌质紫黯，脉涩、结代。

【病机简析】肝气郁滞，气滞血瘀，或气郁化火，痰火互结，舍于心位，扰及心神，致使心脉不畅，心神受扰，都可引发心悸。

【治法】活血化瘀，理气通络。

【辨证选药】可选心可舒片（胶囊、咀嚼片）等。

此类中成药组方以丹参、葛根、三七等活血药及木香等行气药为主，共同发挥活血化瘀，理气通络，养心定悸的作用。

3. 心阳不振证

【临床表现】心悸不安，胸闷气短，动则尤甚，形寒肢冷，面色苍白，舌淡苔白，脉象虚弱或沉细无力。

【辨证要点】胸闷气短，形寒肢冷，面色苍白，舌淡苔白，脉沉细无力。

【病机简析】肾阴不足，不能上制心火，或肾阳亏虚，心阳失于温煦，均可发为心悸。

【治法】温补心阳，安神定悸。

【辨证选药】可选用心宝丸等。

此类中成药组方在人参等补气药基础上加用附子、鹿茸、肉桂等温补心肾、温振心阳的药物组成，共同发挥温补心肾、益气助阳的作用。

4．痰火扰心证

【临床表现】心悸时作时止，受惊易作，烦躁不安，失眠多梦，痰多、胸闷，食少、泛恶，口干口苦，大便秘结，小便短赤；舌红，苔黄腻，脉弦滑。

【辨证要点】烦躁易惊，失眠多梦，痰多食少，口干口苦，大便秘结，小便短赤；舌红，苔黄腻，脉弦滑。

【病机简析】脾失健运，痰湿内生，肝气郁滞，气滞血瘀，或气郁化火，痰火内郁，津液被灼，致使心脉不畅，扰动心神，可引发心悸。

【治法】清热化痰，清心安神。

【辨证选药】可选用心速宁胶囊等。

此类中成药组方以黄连、半夏、茯苓、常山、莲子心等清热化痰药联合人参、麦冬益气养阴药，共同发挥清热化痰，宁心定悸的作用。

三、用药注意

临床选药必须以辨证论治的思想为指导，针对不同证型，选择与其相对证的药物，才能收到较为满意的疗效。另外，应随时注意监测心律失常患者的心律及心率，用药务必咨询医师。如正在服用其他药品，应当告知医师或药师。还需避风寒，防过劳、情绪激动等；饮食宜清淡，切忌肥甘油腻食物，以防影响药效的发挥。药品贮藏宜得当，存于阴凉干燥处，药品性状发生改变时禁止服用。药品必须妥善保管，放在儿童不能接触的地方，以防发生意外。儿童若需用药，务请咨询医师，并必须在成人的监护下使用。对于具体药品的饮食禁忌、配伍禁忌、妊娠禁忌、证候禁忌、病证禁忌、特殊体质禁忌、特殊人群禁忌等，各药品具体内容中均有详细介绍，用药前务必仔细阅读。

附一

常用治疗心律失常的中成药药品介绍

（一）气阴两虚证常用中成药品种

参松养心胶囊

【处方】人参、麦冬、山茱萸、丹参、酸枣仁（炒）、桑寄生、赤芍、土鳖虫、甘松、黄连、南五味子、龙骨。

【功能与主治】益气养阴，活血通络，清心安神。用于治疗冠心病室性早搏属气阴两虚、心络瘀阻证者，症见心悸不安、气短乏力、动则加剧，胸部闷痛、失眠多梦、盗汗、神倦懒言。

【用法与用量】 口服。一次 2 ～ 4 粒，一日 3 次。

【禁忌】 孕妇慎用。

【注意事项】 危重患者应结合其他治疗。

【规格】 每粒装 0.4g。

【贮藏】 密封。

【药理毒理】 本品具有保护心肌和阻滞离子通道的作用。

参松养心胶囊对氯化钙、喹巴因、乌头碱所致的心律失常均有明显的保护作用；能够减轻大鼠心肌缺血再灌注损伤模型的心律失常程度，可明显降低动脉血压、冠脉阻力、心肌耗氧量和耗氧指数[1]。浦介麟等[2]研究发现参松养心胶囊提取干粉溶液对 INa、ICa、L、IK1、Ito 和 Ik 均具有不同程度的阻滞作用。

【临床报道】 谷春华等[3]研究显示参松养心胶囊对室早和中医证候疗效优于心律宁，改善室早所致的中医证候的总有效率为 64.3%，减少室早的总有效率为 67.9%，治疗后心率变异性和 QT 离散度有显著改善，提示对心脏的自主神经功能有一定的改善作用。徐贵成等[4]采用随机双盲多中心临床研究显示参松养心胶囊对冠心病室早的治疗总有效率为 69.0%，症状改善率为 87.4%。研究结果显示，参松养心胶囊对不同病因室早的治疗有效，症状改善率为 93.5%，室早控制率为 88.9%，优于慢心律。参松养心胶囊以补、养、敛三法并用，多途径、多环节，多靶点阻断心律失常发生，明显减少心律失常的发作次数、显著缓解心律失常临床症状，对于冠心病心律失常、病毒性心肌炎心律失常、自主神经功能失调引起的心律失常以及伴有心悸、胸闷、失眠的各种早搏效果更佳，且无严重不良反应。

【参考文献】

[1] 吴以岭.络病学 [M].北京：中国科学技术出版社，2004：281-282.

[2] 浦介麟，李宁.心律失常发生机制与治疗——参松养心胶囊心电生理学研究 [N].中国医学论坛报，2006，09，28（32）.

[3] 谷春华，吴以岭，田书彦，等.参松养心胶囊对冠心病室性早搏疗效及心脏自主神经功能的影响 [J].中国中西医结合杂志，2005，9：783-786.

[4] 徐贵成，霍保民，吴以岭，等.参松养心胶囊治疗冠心病室性早搏随机双盲、阳性药对照、多中心临床研究 [J].中国中医基础医学杂志，2003，3：37-40.

稳心颗粒（胶囊、片）

【处方】 党参、黄精、三七、琥珀、甘松。

【功能与主治】 益气养阴，定悸复脉，活血化瘀。用于气阴两虚、心脉瘀阻所致的心悸不宁，气短乏力，头晕心烦，胸闷胸痛；适用于各种原因引起的早搏，房颤、窦性心动过速等心律失常。

【用法与用量】

颗粒剂：开水冲服。一次 1 袋，一日 3 次。

胶囊：口服。一次 4 粒，一日 3 次。

片剂：口服。一次 4 片，一日 3 次，或遵医嘱。

【禁忌】 孕妇及月经期妇女慎用。

【注意事项】

1. 保持心情舒畅，劳逸适度。忌过度思虑，避免恼怒、抑郁等不良情绪。

2．进食营养丰富而易消化吸收的食物，饮食有节。

3．偶见轻度头晕恶心，一般不影响用药。

4．危重患者应结合其他治疗方法。

5．本品不宜用于症见痰多色黄、烦热、易怒、舌红、苔黄腻的心律失常患者。

6．服药期间忌食生冷食物，忌烟酒、浓茶。

【规格】

颗粒剂：每袋装（1）9g，（2）5g（无糖型）。

胶囊：每粒装0.45g。

片剂：每片重0.5g。

【贮藏】密封。

【药理毒理】本品具有改善心肌细胞代谢和心脏传导的作用。

本品能减轻局部心肌复极不均一程度，降低心肌复极离散度，从而改善心肌细胞的代谢和心脏传导系统功能，同时具有降低心肌耗氧，抑制血小板聚集，提高冠状动脉血流，通过调节机体气血，进一步调整心脏自主神经的功能和整体作用，从而改善患者长期的预后，减少猝死的发生[1]。

【参考文献】

[1] 吴健．稳心颗粒对不稳定性心绞痛患者心率震荡的影响 [J]．中国实用医药，2010，5（26）：134-135．

（二）气滞血瘀证常用中成药品种

心可舒片（胶囊、咀嚼片）

【处方】丹参、葛根、三七、山楂、木香。

【功能与主治】活血化瘀，行气止痛。用于气滞血瘀引起的胸闷、心悸、头晕、头痛、颈项疼痛；冠心病心绞痛、高脂血症、高血压、心律失常见上述证候者。

【用法与用量】

片剂：口服。一次4片（小片）或2片（大片），一日3次，或遵医嘱。

胶囊：口服。一次4粒，一日3次，或遵医嘱。

咀嚼片：咀嚼口服。一次6片，一日3次，或遵医嘱。

【注意事项】

1. 孕妇慎用。

2. 心阳虚患者不宜用。

【规格】

片剂：每片重（1）0.31g，（2）0.62g。

胶囊：每粒装0.3g。

咀嚼片：每片重0.6g。

【贮藏】密封。

（三）心阳不振证常用中成药品种

心宝丸

【处方】附子、鹿茸、人参、肉桂、三七、麝香、洋金花、冰片、蟾酥。

【功能与主治】温补心肾，益气助阳，活血通脉。用于治疗心肾阳虚、心脉瘀阻引起的慢性心功能不全；窦房结功能不全引起的心动过缓，病窦综合征以及缺血性心脏病引起的心绞痛及心电图缺血性改变等。

【用法与用量】 口服。慢性心功能不全按心功能Ⅰ、Ⅱ、Ⅲ级一次分别服用 120、240、360mg，一日 3 次，一疗程为 2 个月，在心功能正常后改为日维持量 60 ～ 120mg。病窦综合征病情严重者一次 300 ～ 600mg，一日 3 次，疗程为 3 ～ 6 个月。其他心律失常（期外收缩）及房颤、心肌缺血或心绞痛一次 120 ～ 240mg，一日 3 次，一疗程为 1 ～ 2 个月。

【禁忌】 孕妇、经期妇女慎用。

【注意事项】

1．本品所含洋金花有毒，不宜过服、久服。

2．本品不宜用于症见痰多色黄、烦热、易怒、舌红苔黄腻，或心烦失眠，手足心热，舌红少苔的心律失常患者。

3．本品中蟾酥有强心作用，正在服用洋地黄类药物者慎用。

4．青光眼患者不宜服。

【规格】 每丸重 60mg。

【贮藏】 密封。

（四）痰火扰心证常用中成药品种

心速宁胶囊

【处方】 黄连、半夏、茯苓、枳实、常山、莲子心、苦参、青蒿、人参、麦冬、甘草。

【功能与主治】 清热化痰，宁心定悸。主治痰热扰心所致的心悸，胸闷，心烦，易惊，口干口苦，失眠多梦，眩晕，脉结代等症。适用于冠心病、病毒性心肌炎引起的轻、中度室性早搏见上述证候者。

【用法与用量】口服。一次 4 粒，一日 3 次。

【禁忌】孕妇禁用。

【注意事项】

1．有胃病者宜饭后服用。

2．服药中出现恶心等反应时，可减量服用或暂停服药。

3．本品组方中常山有催吐等副作用，应用时应注意其不良反应。

【规格】每粒装 0.48g。

【贮藏】密封，置干燥处保存。

附二

治疗心律失常常用中成药简表

适宜证型	药物名称	功能	主治病证	用法用量	备注
气阴两虚证	参松养心胶囊	益气养阴，活血通络，清心安神。	用于治疗冠心病室性早搏属气阴两虚、心络瘀阻证者，症见心悸不安、气短乏力、动则加剧，胸部闷痛、失眠多梦、盗汗、神倦懒言。	口服。一次 2～4 粒，一日 3 次。	医保，基药
	稳心颗粒（胶囊、片）	益气养阴，定悸复脉，活血化瘀。	用于气阴两虚、心脉瘀阻所致的心悸不宁，气短乏力，头晕心烦，胸闷胸痛；适用于各种原因引起的早搏、房颤、窦性心动过速等心律失常。	颗粒剂：开水冲服。一次 1 袋，一日 3 次。胶囊：口服。一次 4 粒，一日 3 次。片剂：口服。一次 4 片，一日 3 次，或遵医嘱。	颗粒：药典，基药，社保胶囊：药典，基药，医保片剂：药典，基药，医保

适宜证型	药物名称	功能	主治病证	用法用量	备注
气滞血瘀证	心可舒片（胶囊、咀嚼片）	活血化瘀，行气止痛。	用于气滞血瘀引起的胸闷、心悸、头晕、头痛、颈项疼痛；冠心病心绞痛、高脂血症、高血压、心律失常见上述证候者。	片剂：口服。一次4片（小片）或2片（大片），一日3次，或遵医嘱。胶囊：口服。一次4粒，一日3次，或遵医嘱。咀嚼片：咀嚼口服。一次6片，一日3次，或遵医嘱。	片剂：药典，医保；胶囊：药典，医保，社保；咀嚼片：国家药监局单页标准（2009），SFDA标准颁布件（2009）
心阳不振证	心宝丸	温补心肾，益气助阳，活血通脉。	用于治疗心肾阳虚、心脉瘀阻引起的慢性心功能不全；窦房结功能不全引起的心动过缓，病窦综合征以及缺血性心脏病引起的心绞痛及心电图缺血性改变等。	口服。慢性心功能不全按心功能Ⅰ、Ⅱ、Ⅲ级一次分别服用120、240、360mg，一日3次，一疗程为2个月，在心功能正常后改为日维持量60～120mg。病窦综合征病情严重者一次300～600mg，一日3次，疗程为3～6个月。其他心律失常（期外收缩）及房颤、心肌缺血或心绞痛一次120～240mg，一日3次，一疗程为1～2个月。	医保，社保
痰火扰心证	心速宁胶囊	清热化痰，宁心定悸。	主治痰热扰心所致的心悸，胸闷，心烦，易惊，口干口苦，失眠多梦，眩晕，脉结代等症。适用于冠心病、病毒性心肌炎引起的轻、中度室性早搏见上述证候者。	口服。一次4粒，一日3次。	药典

心力衰竭

心力衰竭（heart failure）是各种心脏结构或功能性疾病导致心室充盈及（或）射血能力受损而引起的一组综合征。由于心室收缩功能下降射血功能受损，心排血量不能满足机体代谢的需要，器官、组织血液灌注不足，同时出现肺循环和（或）体循环淤血，临床表现主要是呼吸困难和无力而致体力活动受限和水肿。某些情况下心肌收缩力尚可使射血功能维持正常，但由于心肌舒张功能障碍左心室充盈压异常增高，使肺静脉回流受阻，而导致肺循环淤血。后者常见于冠心病和高血压心脏病心功能不全的早期或原发性肥厚型心肌病等，称之为舒张期心力衰竭。心功能不全或心功能障碍（cardiac dysfunction）理论上是一个更广泛的概念，伴有临床症状的心功能不全称之为心力衰竭，而有心功能不全者，不一定全是心力衰竭。

中医学并无心衰相应病名。据不同临床表现，心衰在中医学中分属于"心悸"、"喘证"、"水肿"等范畴；部分左心衰夜咳和咯血、右心衰瘀血性肝硬化和胸、腹腔积液则当分属中医的"咳嗽"、"血证"、"积聚"、"悬饮"、"鼓胀"等范畴。

一、中医病因病机分析及常见证型

导致心力衰竭发生的中医病因和引起多种心脏病发生的病因基本一致，包括外邪侵袭、情志失调、饮食不节、劳欲所伤，并有先天禀赋异常等。在这些病因的作用和影响下，发生多种心脏病变，并进一步使心脏气、血、阴、阳受损，主血脉、主神志功能失常；并影响其他脏腑功能，使脾失健运、肺失通调，尤其是影响肾脏主水功能，而使饮停心下，凌心射肺，泛溢肌肤等；影响肝疏泄、藏血功能，使瘀阻脉络，癥积胁下。

1. **心肺气虚** 素体虚弱，或久病咳喘，呼吸失司，肺气受损，宗气衰少，不能灌心脉则心气失充，鼓动无力，心动失常；心肺气虚，卫外不固，心液易泄。动则气耗，故心悸、神疲、自汗、气短、咳喘诸症加剧。

2. **气阴亏虚** 风、寒、湿侵袭，痹阻心脉，或风寒（热）上受，内舍于心，损伤心气；或素体气阴两虚，或心脏久病，心气渐损；久则气虚及阴，心脏气阴两亏。心气不足，运血无力，血失充荣，面色少华，乏力自汗；心阴亏虚，心神失养，虚火扰神，心悸不寐、口干盗汗。

3. **气虚血瘀** 心脏久病，心气耗损；或心脉猝然痹阻，暴伤心气。心气亏虚，运血无力，瘀血内停，络脉不畅。瘀阻心脉则胸痹心痛，瘀阻肺络则百脉失朝、呼吸失司，瘀阻肝络则癥积胁下。

4. **心肾阳虚** 心脏久病、先天禀赋异常，损伤心脏阳气，心阳式微而不能下归于肾；或劳欲所伤、年迈体虚，肾精亏损，命门火衰而心阳失助，心肾阳气互资障碍。心阳虚则温运、鼓动无力，轻则心悸，重则怔忡，二则宗气衰少，胸阳失展，心胸憋闷；肾阳虚则温煦失职、火不暖土而身寒肢冷、腹胀便溏，气化失职而尿少肢肿。

5. **阳虚饮停** 心病日久，心阳式微，肾阳失助，主水无权，水失蒸腾气化，聚饮内停。泛溢肌肤，肢肿没指；水气凌心，遏抑心阳，心悸怔忡；寒水射肺，咳嗽痰鸣，甚则喘不得卧；水气犯脾，健运失司，便溏泄泻，脘痞腹胀；饮停胸胁，或气水互结则成悬饮鼓胀。

6. **痰饮阻肺** 咳喘日久，心肺气虚，痰浊恋肺，常因新感引动伏饮，咳嗽痰多；更伤心肺之气，使肺失通调则尿少肢肿，百脉失朝则络脉瘀阻、颈脉显露、舌色淡紫。

心衰病位在心，发生发展与肾、肺、脾、肝密切相关。其基本病机是阳气虚衰，饮瘀内停。比较一致的看法是：因心脏久病导致心阳式微，不能藏归、温养于肾，致肾阳失助，主水无权，饮邪内停，外溢肌肤、上凌心肺，而肿、喘、悸三证并见；另一方面，肾阳虚则无以温煦心阳，使之鼓动无力而加重血行瘀滞和瘀血内积，并进一步导致"血不利则为水"而加重饮邪内停。在心衰的发病中，心气虚是基础，心阳虚是病情发展的标志，心肾阳虚则是病证的重笃阶段。在心衰病机演变中，气虚阳衰、瘀血与水停三者密不可分：瘀从气虚来，水由阳虚生；血瘀气益虚，水泛阳更损，形成了心衰病机发展过程的恶性循环。

二、辨证选择中成药

1. 气阴两虚证

【临床表现】心悸，气短，倦怠乏力，面色苍白，动辄汗出，自汗或盗汗，头晕，面颧暗红，夜寐不安，口干，舌质红或淡红苔薄白，脉细数无力或结或代。

【辨证要点】心悸气短，乏力，咳喘，自汗或盗汗，夜寐不安，口干，舌质红或淡红苔薄白，脉细数无力。

【病机简析】风、寒、湿侵袭，痹阻心脉，损伤心气；或素体气阴两虚，或心脏久病，心气渐损；久则气虚及阴，心脏气阴两亏。心气不足，运血无力，血失充荣，面色少华，乏力、自汗；心阴亏虚，心神失养，虚火扰神，心悸不寐、口干、盗汗。

【治法】益气养阴。

【辨证选药】可选用注射用益气复脉（冻干）等。

此类中成药组方多以黄芪、丹参、党参、麦冬、五味子等益气养阴。

2. **气虚血瘀证**

【临床表现】心悸气短，胸胁满闷或作痛，胁下痞块或颈部青筋显露，面色晦暗，唇青甲紫，舌质紫黯或有瘀点，脉细涩或结、代。

【辨证要点】心悸气短，胸胁满闷或作痛，面色晦暗，舌质紫黯或有瘀点，脉细涩或结、代。

【病机简析】心脏久病，心气耗损；或心脉猝然痹阻，暴伤心气。心气亏虚，运血无力，瘀血内停，络脉不畅。瘀阻心脉则胸痹心痛，瘀阻肺络则百脉失朝、呼吸失司，瘀阻肝络则癥积胁下。

【治法】益气活血，扶正祛瘀。

【辨证选药】可选用黄芪注射液、补益强心片等。

此类中成药多选用黄芪、人参、丹参等益气活血，共同的功效为益气活血，扶正祛瘀。

3. **阳虚血瘀证**

【临床表现】心悸，气短乏力，胸痛憋闷，身寒肢冷，尿少浮肿，或有便溏，舌淡胖或紫黯，有瘀点瘀斑，苔白滑，脉沉细迟或结、代。

【辨证要点】心悸，气短乏力，胸痛憋闷，身寒肢冷，舌淡胖或紫黯，有瘀点瘀斑，苔白滑，脉沉细迟。

【病机简析】心脏久病，损伤心脏阳气，心阳式微而不能下归于肾；或劳欲所伤、年迈体虚，肾精亏损，命门火衰而心阳失助，运血无力，瘀血内停，络脉不畅。

【治法】益气温阳，活血通脉。

【辨证选药】可选用芪苈强心胶囊、心宝丸、参附强心丸等。

此类药物多选用黄芪、人参、附子、鹿茸、人参、肉桂等温补心阳，丹参、红花、三七等活血通脉，并加用泽泻、葶苈子、猪苓利水。

三、用药注意

临床选药必须以辨证论治的思想为指导，针对不同证型，选择与其相对证的药物，才能收到较为满意的疗效。另外，应随时注意监测感冒患者的体温，若出现高热时，用药务必谨慎。如正在服用其他药品，患者应当告知医师或药师；还需慎起居，适劳逸，饮食宜清淡，切忌肥甘油腻食物，以防影响药效的发挥。药品贮藏宜得当，存于阴凉干燥处，药品性状发生改变时禁止服用。药品必须妥善保管，放在儿童不能接触的地方，以防发生意外。儿童若需用药，务请咨询医师，并必须在成人的监护下使用。对于具体药品的饮食禁忌、配伍禁忌、妊娠禁忌、证候禁忌、病证禁忌、特殊体质禁忌、特殊人群禁忌等，各药品具体内容中均有详细介绍，用药前务必仔细阅读。

附一

常用治疗心力衰竭的中成药药品介绍

（一）气阴两虚证常用中成药品种

注射用益气复脉（冻干）

【处方】红参、麦冬、五味子，辅料为葡甲胺、甘露醇。

【功能与主治】益气复脉，养阴生津。用于冠心病劳累型心绞痛气阴两虚证，症见胸痹心痛，心悸气短、倦怠懒言、头晕目眩、面色少华、舌淡少苔或剥苔，脉细弱或结代；冠心病所致慢性左心功能不全Ⅱ、Ⅲ级气阴两虚证，症见心悸、气短甚则气急喘促，胸闷隐痛，时作时止，倦怠乏力，面色苍白，动则汗出，舌淡少苔或剥苔，脉细弱或结代。

【用法与用量】静脉滴注。一次8瓶，一日1次。用250～500ml 5%葡萄糖注射液或者生理盐水稀释后静脉滴注。每分钟约40滴。疗程2周。

【不良反应】

1. 临床研究期间偶见女性患者用药过程中月经量明显增多。

2. 临床研究期间偶见输液过程中出现针刺部位胀，减慢静滴速度后好转。

【禁忌】过敏体质者禁用。

【注意事项】输液过程中液体经过过滤器时偶见气泡，应减慢滴速。

【规格】低硼硅玻璃管制注射剂瓶包装，每盒装8瓶。

【贮藏】密封，避光。

（二）气虚血瘀证常用中成药品种

黄芪注射液

【处方】黄芪。

【功能与主治】益气养元，扶正祛邪，养心通脉，健脾利湿。用于心气虚损、血脉瘀阻之病毒性心肌炎、心功能不全及脾虚湿困之肝炎。

【用法与用量】

肌内注射。一次 2 ~ 4ml，一日 1 ~ 2 次。

静脉滴注。一次 10 ~ 20ml，一日 1 次，或遵医嘱。

【禁忌】

1．对本品或含有黄芪制剂有过敏或严重不良反应病史者禁用。

2．本品含有聚山梨酯 -80，对含有聚山梨酯 -80 类制剂过敏者禁用。

3．孕妇及婴儿禁用。

4．本品为温养之品，有热象者，表实邪盛、气滞湿阻、食积内停、阴虚阳亢、痈疽初起或溃后热毒尚盛等证，以及心肝热盛，脾胃湿热者禁用。

【注意事项】

1．本品不良反应包括过敏性休克，应在有抢救条件的医疗机构使用，用药后出现过敏反应或其他严重不良反应须立即停药并及时救治。

2．严格按照药品说明书规定的功能主治使用，禁止超功能主治用药。

3．严格掌握用法用量，按照药品说明书推荐剂量使用药品，不可超剂量和长期连续用药。

4．用药前应仔细询问患者用药史和过敏史，过敏体质者慎用；各种低血压患者慎用；患呼吸系统疾病者慎用。

5．用药前应认真检查药品以及配制后的滴注液，发现药液出现浑浊、沉淀、变色、结晶等药物性状改变以及瓶身细微破裂者，均不得使用。

6．药品与稀释液配药后，应坚持即配即用，不宜长时间放置。

7．严禁混合配伍，谨慎联合用药。中药注射液应单独使用，禁忌与其他药品混合配伍使用。谨慎联合用药，如确需要联合使用其他药品时，应谨慎考虑与中药注射剂的间隔时间以及药物相互作用等问题。

8．目前尚无儿童及哺乳期妇女应用本品的系统研究资料，1岁以上儿童及哺乳期妇女应慎重使用。

9．对老人、肾功能异常患者等特殊人群和初次使用中药注射剂的患者应慎重使用，加强监测。对长期使用的在每疗程间要有一定的时间间隔。

10．监测数据提示，有与本品有关的肝功能异常个案病例报告，建议在临床使用过程中加强肝功能监测。

11．加强用药监护。用药过程中应缓慢滴注，同时密切观察用药反应，特别是开始30分钟，如发现异常，应立即停药，采取积极措施救治患者。

【规格】每支装（1）2ml（相当于原药材4g），（2）10ml（相当于原药材20g）。

【贮藏】遮光，密封。

【临床报道】文旺秀[1]等在慢性心力衰竭常规治疗的基础上加用黄芪注射液，治疗总有效率为90％，较对照组的总有效率84.6％高，心功能检查测定每搏输出量（SV）、射血分数（EF）、心输出量（CO）、心脏指数（CI）等，治疗后改善两组比较有明显差异，表明黄芪注射液具有强心作用，对中医辨证属心阳不振、水气凌心的证型疗效较好。

【参考文献】

[1] 文旺秀，严夏，吴焕林. 黄芪注射液治疗慢性心力衰竭的疗效观察 [J]. 中药药理与临床，2004，15（6）：38-40.

补益强心片

【处方】 人参、黄芪、香加皮、丹参、麦冬、葶苈子。

【功能与主治】 益气养阴，活血利水。用于治疗冠心病、高血压性心脏病所致慢性充血性心力衰竭（心功能分级Ⅱ～Ⅲ级），中医辨证属气阴两虚兼血瘀水停者。症见心悸、气短、乏力、胸闷、胸痛、面色苍白、汗出、口干、浮肿、口唇青紫等。

【用法与用量】 口服。一次4片，一日3次，2周为一个疗程。

【禁忌】 服用洋地黄制剂、β 受体阻断药，急性心肌梗死，甲亢性心脏病导致心力衰竭者，房室传导阻滞、心动过缓、低钾血症、阳亢患者慎用。Ⅱ° 以上房室传导阻滞者禁用。对本品过敏者禁用。

【注意事项】

1．禁食生冷、辛辣刺激食物。

2．严重肝、肾功能不全等疾病患者应在医师指导下服用。

3．严格按用法用量服用，年老体弱者应在医师指导下服用。

4．过敏体质者慎用。

【规格】 每基片重 0.3g。

【贮藏】 密封，置于通风阴凉干燥处。

（三）阳虚血瘀证常用中成药品种

芪苈强心胶囊

【处方】黄芪、人参、附子、丹参、葶苈子、泽泻、玉竹、桂枝、红花、香加皮、陈皮。

【功能与主治】益气温阳，活血通络，利水消肿。用于冠心病、高血压所致轻、中度充血性心力衰竭证属阳气虚乏，络瘀水停者，症见心慌气短，动则加剧，夜间不能平卧，下肢浮肿，倦怠乏力，小便短少，口唇青紫，畏寒肢冷，咳吐稀白痰等。

【用法与用量】口服。一次 4 粒，一日 3 次。

【规格】每粒装 0.3g。

【注意事项】临床应用时，如果正在服用其他治疗心衰的药物，不宜突然停用。

【贮藏】密封。

心宝丸

【处方】附子、鹿茸、人参、肉桂、三七、麝香、洋金花、冰片、蟾酥。

【功能与主治】温补心肾，益气助阳，活血通脉。用于治疗心肾阳虚、心脉瘀阻引起的慢性心功能不全；窦房结功能不全引起的心动过缓，病窦综合征以及缺血性心脏病引起的心绞痛及心电图缺血性改变等。

【用法与用量】口服。慢性心功能不全按心功能 I、II、III 级一次分别服用 120、240、360mg，一日 3 次，一疗程为 2 个月，在心功能正常后改为日维持量 60 ～ 120mg。病窦综合征病情严重者一次 300 ～ 600mg，一日 3 次，疗程为 3 ～ 6 个月。其他心律失常（期外收缩）及房颤、心肌缺血或心绞痛一次 120 ～ 240mg，一日 3 次，一疗程为 1 ～ 2 个月。

【禁忌】 孕妇、经期妇女慎用。

【注意事项】

1．本品所含洋金花有毒，不宜过服、久服。

2．本品不宜用于症见痰多色黄、烦热、易怒，舌红苔黄腻，或心烦失眠，手足心热，舌红少苔的心律失常患者。

3．本品中蟾酥有强心作用，正在服用洋地黄类药物者慎用。

4．青光眼患者不宜服。

【规格】 每丸重 60mg。

【贮藏】 密封。

参附强心丸

【处方】 人参、附子（制）、桑白皮、猪苓、葶苈子、大黄。

【功能与主治】 益气助阳，强心利水。用于慢性心力衰竭而引起的心悸、气短、胸闷喘促、面肢浮肿等症，属于心肾阳衰者。

【用法与用量】 口服。一次 2 丸，一日 2 ～ 3 次。

【规格】 每丸重 3g。

【注意事项】 忌服大量钠盐。

【贮藏】 密封，置阴凉干燥处。

附二

治疗心力衰竭的常用中成药简表

适宜证型	药物名称	功能	主治病症	用法用量	备注
气阴两虚证	注射用益气复脉（冻干）	益气复脉，养阴生津。	用于冠心病劳累型心绞痛气阴两虚证，症见胸痹心痛，心悸气短、倦怠懒言、头晕目眩、面色少华、舌淡少苔或剥苔，脉细弱或结代；冠心病所致慢性左心功能不全Ⅱ、Ⅲ级气阴两虚证，症见心悸、气短甚则气急喘促，胸闷隐痛，时作时止，倦怠乏力，面色苍白，动则汗出，舌淡少苔或剥苔，脉细弱或结代。	静脉滴注。一次8瓶，一日1次。用250～500ml 5%葡萄糖注射液或者生理盐水稀释后静脉滴注。每分钟约40滴。疗程2周。	药典
气虚血瘀证	黄芪注射液	益气养元，扶正祛邪，养心通脉，健脾利湿。	用于心气虚损、血脉瘀阻之病毒性心肌炎、心功能不全及脾虚湿困之肝炎。	肌内注射。一次2～4ml，一日1～2次。静脉滴注。一次10～20ml，一日1次，或遵医嘱。	医保
	补益强心片	益气养阴，活血利水。	用于治疗冠心病、高血压性心脏病所致慢性充血性心力衰竭（心功能分级Ⅱ～Ⅲ级），中医辨证属气阴两虚兼血瘀水停者。症见心悸、气短、乏力、胸闷、胸痛、面色苍白、汗出、口干、浮肿、口唇青紫等。	口服。一次4片，一日3次，2周为一个疗程。	药典

适宜证型	药物名称	功能	主治病症	用法用量	备注
阳虚血瘀证	芪苈强心胶囊	益气温阳，活血通络，利水消肿。	用于冠心病、高血压所致轻、中度充血性心力衰竭证属阳气虚乏，络瘀水停者，症见心慌气短，动则加剧，夜间不能平卧，下肢浮肿，倦怠乏力，小便短少，口唇青紫，畏寒肢冷，咳吐稀白痰等。	口服。一次4粒，一日3次。	医保
	心宝丸	温补心肾，益气助阳，活血通脉。	用于治疗心肾阳虚、心脉瘀阻引起的慢性心功能不全；窦房结功能不全引起的心动过缓，病窦综合征以及缺血性心脏病引起的心绞痛及心电图缺血性改变等。	口服。慢性心功能不全按心功能Ⅰ、Ⅱ、Ⅲ级一次分别服用120、240、360mg，一日3次，一疗程为2个月，在心功能正常后改为日维持量60～120mg。病窦综合征病情严重者一次300～600mg，一日3次，疗程为3～6个月。其他心律失常（期外收缩）及房颤、心肌缺血或心绞痛一次120～240mg，一日3次，一疗程为1～2个月。	医保，社保
	参附强心丸	益气助阳，强心利水。	用于慢性心力衰竭而引起的心悸、气短、胸闷喘促、面肢浮肿等症，属于心肾阳衰者。	口服。一次2丸，一日2～3次。	药典

病毒性心肌炎

病毒性心肌炎是指病毒感染引起的以心肌非特异性炎症为主要病变的心肌疾病，有时可累及心包和心内膜。

病毒性心肌炎病情轻重不一，轻者临床表现较少，重者可发生严重心律失常、心力衰竭、心源性休克，甚至猝死。初期临床表现有发热、咽痛、腹泻、全身酸痛等，然后出现心慌心悸、胸闷胸痛、倦怠乏力等。随着风湿性心肌炎发病率的降低，本病的发病率有逐年增高的趋势，是危害人们健康的常见病。本病可发生于任何年龄，正常成人患病率约为5%，儿童更高，男性较女性多见，以秋、冬季节多见。大部分患者预后较好。

现代医学临床常根据病情行对症治疗、抗感染治疗、调节细胞免疫功能、改善心肌细胞营养及代谢药物治疗，合并难治性心力衰竭、严重心律失常、严重毒血症状、重症患者或自身免疫反应强烈的患者可使用激素治疗。

本病与中医"心瘅"相似，可归属于中医的"心悸"、"胸痹"、"猝死"等范畴。

一、中医病因病机分析及常见证型

中医认为本病的发生是由于体质虚弱、正气不足，复感温热病邪，温毒之邪侵入，内舍于心，损伤心之肌肉、内膜所致。

先天禀赋不足、素体虚弱，或情志损伤、疲劳过度，或后天失养、久病体虚，而致正气虚损不能抵御外邪，邪毒由表入里，侵入血脉，内舍于心。时邪温毒或从卫表而入，或从口鼻上受，导致肺卫不和，正邪相争，体质强壮者，则可御邪外达；若正气虚损者，则邪毒留恋侵里，可循肺朝百脉之径，由肺卫而入血脉。血脉为心所主；邪毒由血脉而内舍于心，或耗其气血，或损其阴阳，或导致心脉瘀阻，发为心瘅。饮食不洁，湿毒之邪由口而入，蕴结胃肠；若脾胃素弱，或邪毒较甚者，则湿热温毒之邪可沿脾经之支脉，从胃入膈，注入心中，心脏体用俱损而发为心瘅。

心瘅初期，正气尚盛，病情多以邪实为主，表现为时邪或湿热温毒未尽，或心脉瘀阻。凡为热邪，皆耗气伤阴，继而耗其心气、伤其阴血；气虚帅血无力则气虚血瘀；此时心体受损，气阴亏虚与时邪温毒并存，病情以虚实夹杂多见。当温热或湿热邪毒耗气伤阴至极，则又可变生阳虚阴衰的重症，后期心脏体用俱损，脏真不足之象显著，虽仍有痰瘀或湿热之征，然总以损极为主。

总之，心瘅病位在心，与肺脾肾有关，正气不足，邪气侵心是发病的关键。正气亏虚为本，热毒、湿毒、瘀血、痰浊为标，为本虚标实、虚实夹杂的疾患。病毒性心肌炎的常见证型有热毒侵心证、湿毒犯心证、心阴虚损证、气阴两虚证、阴阳两虚证，但目前用于病毒性心肌炎的中成药种类较少，故本书就热毒侵心证、心阴虚损证、气阴两虚证加以介绍。

二、辨证选择中成药

病毒性心肌炎急性期采取中西医结合治疗，严格卧床休息，抗病毒治疗，改善心肌代谢，调节机体免疫力，酌情使用抗生素，避免和减轻并发症，重症患者可考虑短期使用糖皮质激素。中医治疗以祛邪为主，佐以扶正。在辨证论治的基础上，酌情选用抗病毒中药治疗。祛邪不忘扶正，酌情选用益气养阴方药，改善心肌代谢、调整机体免疫力。出现并发症主要用西药对症处理。

恢复期，以中医治疗为主，重在扶正，兼祛余邪，多用益气养阴方药，改善心肌代谢，提高心肌抗缺氧耐力，改善心功能。

　　慢性期，邪毒伤正，正气虚损，气虚及阳，或阴损及阳，治疗以扶正为主。根据阴阳的虚衰调整，或益气养阴，或振奋心阳，或阴阳并补。久病入络，气血运行受阻，可加入活血通络之品，扩张血管、改善血液循环、促进受损心肌康复。

　　1. 热毒侵心证

　　【临床表现】 发热微恶寒，头痛身疼，鼻塞流涕，咽痛口渴，口干口苦，小便黄赤，心悸气短，胸闷或隐痛，舌红苔薄黄，脉浮数或结代。

　　【辨证要点】 发热重，恶寒轻，头痛，鼻塞流涕，咽痛口干，胸闷心悸，舌红苔薄黄，脉浮数或结代。

　　【病机简析】 时邪温毒从口鼻上受，肺卫不和，正邪相争，邪毒留恋侵里，可循肺朝百脉之径，由肺卫而入血脉，内舍于心，发为心瘅。初为肺卫症状，后为心系症状。

　　【治法】 清热解毒，宁心安神。

　　【辨证选药】 可选用心速宁胶囊等。

　　此类中成药组方以黄连、半夏、茯苓、枳实、常山、莲子心、苦参、青蒿、人参、麦冬、甘草等清热化痰、清心安神。

　　2. 心气虚损证

　　【临床表现】 心慌胸闷，乏力气短，少气懒言，畏寒肢冷，失眠多梦，舌淡体胖，边有齿痕，少苔或厚苔，脉沉细或促、结代。

　　【辨证要点】 心慌胸闷，乏力气短，少气懒言，舌淡体胖，边有齿痕，少苔或厚苔，脉沉细或促、结代。

　　【病机简析】 热邪耗气伤阴，或久病损耗，心脉失养，心气亏虚，气虚推动无力，发为心气虚损证。

　　【治法】 补益心气，滋养安神。

【辨证选药】可选用黄芪注射液等。

此类中成药组方以黄芪等益气活血，共奏补益心气之功。

3. 气阴两虚证

【临床表现】心悸怔忡，胸闷或痛，气短乏力，失眠多梦，自汗盗汗，舌质红，苔薄或少苔，脉细数无力或促、结代。

【辨证要点】心悸怔忡，胸闷或痛，气短乏力，自汗盗汗，舌质红，苔薄或少苔，脉细数无力或促、结代。

【病机简析】热邪耗气伤阴，继而耗其心气、伤其阴血；气虚帅血无力则气虚血瘀，发为气阴两虚之证。

【治法】益气养阴，宁心安神。

【辨证选药】可选用参麦注射液、玉丹荣心丸。

此类中成药组方主要用人参、黄芪、麦冬、五味子等益气养阴药物，共奏益气养阴，宁心安神之功。

三、用药注意

临床选药必须以辨证论治的思想为指导，针对不同证型，选择与其相对证的药物，才能收到较为满意的疗效。急性期尽量住院治疗；应随时注意监测患者的症状，用药务必谨慎。如正在服用其他药品，患者应当告知医师或药师；饮食宜清淡，切忌肥甘油腻食物，以防影响药效的发挥。药品贮藏宜得当，存于阴凉干燥处，药品性状发生改变时禁止服用。药品必须妥善保管，放在儿童不能接触的地方，以防发生意外。儿童若需用药，务请咨询医师，并必须在成人的监护下使用。对于具体药品的饮食禁忌、配伍禁忌、妊娠禁忌、证候禁忌、病证禁忌、特殊体质禁忌、特殊人群禁忌等，各药品具体内容中均有详细介绍，用药前务必仔细阅读。

附一

常用治疗病毒性心肌炎的中成药药品介绍

（一）热毒侵心证常用中成药品种

心速宁胶囊

【处方】黄连、半夏、茯苓、枳实、常山、莲子心、苦参、青蒿、人参、麦冬、甘草。

【功能与主治】清热化痰，宁心定悸。主治痰热扰心所致的心悸，胸闷，心烦，易惊，口干口苦，失眠多梦，眩晕，脉结代等症。适用于冠心病、病毒性心肌炎引起的轻、中度室性早搏见上述证候者。

【用法与用量】口服。一次4粒，一日3次。

【禁忌】孕妇禁用。

【注意事项】

1．有胃病者宜饭后服用。

2．服药中出现恶心等反应时，可减量或暂停服药。

3．本品组方中常山有催吐等副作用，应用时应注意其不良反应。

【规格】每粒装0.48g。

【贮藏】密封，置干燥处保存。

（二）心气虚损证常用中成药品种

黄芪注射液

【处方】黄芪。

【功能与主治】 益气养元，扶正祛邪，养心通脉，健脾利湿。用于心气虚损、血脉瘀阻之病毒性心肌炎、心功能不全及脾虚湿困之肝炎。

【用法与用量】

肌内注射。一次 2 ～ 4ml，一日 1 ～ 2 次。

静脉滴注。一次 10 ～ 20ml，一日 1 次，或遵医嘱。

【禁忌】

1．对本品或含有黄芪制剂有过敏或严重不良反应病史者禁用。

2．本品含有聚山梨酯 -80，对含有聚山梨酯 -80 类制剂过敏者禁用。

3．孕妇及婴儿禁用。

【注意事项】

1．本品不良反应包括过敏性休克，应在有抢救条件的医疗机构使用，用药后出现过敏反应或其他严重不良反应须立即停药并及时救治。

2．严格按照药品说明书规定的功能主治使用，禁止超功能主治用药。

3．严格掌握用法用量，按照药品说明书推荐剂量使用药品，不可超剂量和长期连续用药。

4．用药前应仔细询问患者用药史和过敏史，过敏体质者慎用；各种低血压患者慎用；患呼吸系统疾病者慎用。

5．用药前应认真检查药品以及配制后的滴注液，发现药液出现浑浊、沉淀、变色、结晶等药物性状改变以及瓶身细微破裂者，均不得使用。

6．药品与稀释液配药后，应坚持即配即用，不宜长时间放置。

7．严禁混合配伍，谨慎联合用药。中药注射液应单独使用，禁忌与其他药品混合配伍使用。谨慎联合用药，如确需要联合使用其他药品时，应谨慎考虑与中药注射剂的间隔时间以及药物相互作用等问题。

8．目前尚无儿童及哺乳期妇女应用本品的系统研究资料，1岁以上儿童及哺乳期妇女应慎重使用。

9．对老人、肾功能异常患者等特殊人群和初次使用中药注射剂的患者应慎重使用，加强监测。对长期使用的在每疗程间要有一定的时间间隔。

10．监测数据提示，有与本品有关的肝功能异常个案病例报告，建议在临床使用过程中加强肝功能监测。

11．加强用药监护。用药过程中应缓慢滴注，同时密切观察用药反应，特别是开始 30 分钟，如发现异常，应立即停药，采取积极措施救治患者。

12．本品为温养之品，有热象者，表实邪盛、气滞湿阻、食积内停、阴虚阳亢、痈疽初起或溃后热毒尚盛等证，以及心肝热盛，脾胃湿热者不宜使用。

【规格】每支装（1）2ml（相当于原药材 4g），（2）10ml（相当于原药材 20g）。

【贮藏】遮光，密封。

（三）气阴两虚证常用中成药品种

参麦注射液

【处方】红参、麦冬。

【功能与主治】益气固脱，养阴生津，生脉。用于治疗气阴两虚型休克，冠心病，病毒性心肌炎，慢性肺心病，粒细胞减少症。

【用法与用量】

肌内注射。一次 2 ~ 4ml，一日 1 次。

静脉滴注。一次 20 ~ 100ml（用 5% 葡萄糖注射液250 ~ 500ml 稀释后应用）或遵医嘱，规格（6）、（7）也可直接滴注。

【注意事项】

1．本品不良反应包括过敏性休克，应在有抢救条件的医疗机构使用，用药后出现过敏反应或其他严重不良反应须立即停药并及时救治。

2．严格按照药品说明书规定的功能主治使用，禁止超功能主治用药。

3．严格掌握用法用量，按照药品说明书推荐剂量使用药品，不可超剂量和长期连续用药。

4．用药前应仔细询问患者用药史和过敏史，过敏体质者慎用；各种低血压患者慎用；患呼吸系统疾病者慎用。

5．用药前应认真检查药品以及配制后的滴注液，发现药液出现浑浊、沉淀、变色、结晶等药物性状改变以及瓶身细微破裂者，均不得使用。

6．药品与稀释液配药后，应坚持即配即用，不宜长时间放置。

7．严禁混合配伍，谨慎联合用药。中药注射液应单独使用，禁忌与其他药品混合配伍使用。谨慎联合用药，如确需要联合使用其他药品时，应谨慎考虑与中药注射剂的间隔时间以及药物相互作用等问题。

8．目前尚无儿童及哺乳期妇女应用本品的系统研究资料，1岁以上儿童及哺乳期妇女应慎重使用。

9．对老人、肾功能异常患者等特殊人群和初次使用中药注射剂的患者应慎重使用，加强监测。对长期使用的在每疗程间要有一定的时间间隔。

10．加强用药监护。用药过程中应缓慢滴注，同时密切观察用药反应，特别是开始30分钟，如发现异常，应立即停药，采取积极措施救治患者。

11．本品不宜与中药藜芦或五灵脂同时使用。

【规格】 每支装（1）2ml，（2）5ml，（3）10ml，（4）15ml，（5）20ml，（6）50ml，（7）100ml。

【贮藏】密封，遮光。

【药理毒理】本品具有减少心肌梗死面积、抗心律失常、心肌损伤保护和抗心肌纤维化的作用。

·**对心肌梗死的作用** 研究显示，参麦注射液可降低心肌梗死大鼠的6个胸导联ST段抬高的总和，缩减心肌梗死范围，降低血清肌酸激酶（CK）和乳酸脱氢酶（LDH）活性，减少组织丙二醛（MDA）含量和降低髓过氧化物酶（MPO）活性，升高组织超氧化物歧化酶（SOD）活性，改善心肌梗死大鼠的心功能，对受损的心肌具有抗缺血再灌注损伤和保护心肌作用[1]。大鼠心肌梗死后，参麦注射液具有明显降低血液和局部心肌组织中心房钠尿肽（ANP）、血管紧张素II（AngII）的作用[2]。

·**抗心律失常作用** 李氏等[3]通过结扎/松解Wistar大鼠左冠状动脉前降支复制模型，揭示参麦注射液预处理具有保护内源性抗氧化酶SOD的活力，减轻心肌细胞膜脂质过氧化的损伤，抑制心肌细胞内 CK 外漏，明显改善再灌注损伤心肌的预后。

·对心肌损伤的保护作用　心肌肌钙蛋白（cTnT）是心脏的特异性抗原，在心肌受损后能快速、持久地释放入血。缺氧家兔心肺复苏后 cTnT 明显升高，参麦注射液对血清 cTnT 升高无明显抑制作用，对心肌组织内 cTnT 的脱失有明显抑制作用，说明参麦注射液对心肌损伤有一定的保护作用[4]。缺氧可以通过线粒体途径诱发心肌细胞的凋亡，郝氏等[5]研究显示，参麦注射液能减少缺氧后细胞凋亡的发生，其机制与维持线粒体膜电位稳定、抑制 caspase 酶激活，即抑制凋亡的线粒体途径有关。此前发现参麦注射液可减轻缺血－再灌注引发的损伤，其作用机制可能为增加结构型一氧化氮合酶（cNOS）活性，抑制诱导型 NOS（iNOS）活性，促进 NO 的合成，进而通过对心肌蛋白 S-亚硝基化保护心肌细胞[6]。

·预防心肌纤维化作用　谭氏等[7]应用腹主动脉缩窄大鼠模型，研究发现模型组 p38MAPK、JNK 表达明显增强，说明参麦注射液能够逆转心肌重塑，改善心功能。

【不良反应】赵刚[8]报道 1 例运用胰岛素、红花注射液、参麦注射液多组药后发生的过敏性休克，因不能确认何药为过敏原，几日后临床人员再次应用参麦注射液时，患者又发生过敏性休克，造成对患者生命的再次危害。

【参考文献】

[1] 司徒秋顺，颜士岩. 参麦注射液对急性心肌梗死大鼠心肌保护作用的实验研究 [J]. 现代中药研究与实践，2007，21（5）：21-24.

[2] 焦宏，陈彦静，马建伟，等. 参麦注射液对急性心肌梗

塞大鼠血浆及心肌组织中 ANP 含量的影响 [J]. 时珍国医国药，2007，18（7）：1588-1589.

[3] 李萍，熊凡，富青，等. 参麦注射液对抗大鼠心肌缺血再灌注性心律失常作用 [J]. 中国医院药学杂志，2005，25（9）：815-817.

[4] 陈文元，张英俭，何明丰，等. 参麦注射液对家兔自主循环复苏后心肌肌钙蛋白 T 的影响 [J]. 临床急诊杂志，2007，8（2）：57-60.

[5] 郝然，娄金丽，张允岭，等. 参麦注射液对缺氧心肌细胞凋亡的影响 [J]. 中国病理生理杂志，2007，23（4）：660-663.

[6] 冯金红，史强，王毅，等. 参麦方对缺血心肌组织蛋白 S- 亚硝基化的影响 [J]. 中国中药杂志，2008，33（15）：1894-1897.

[7] 谭子虎，涂晋文，张金凤. 参麦注射液对腹主动脉缩窄大鼠心肌细胞 JNK、p38MAPK 蛋白表达的影响 [J]. 中国中医急症，2006，15（11）：1254-1264.

[8] 赵刚，蔡定芳，袁中军. 参麦注射液致过敏性休克 1 例 [J]. 内科急危重症杂志，2002，8（2）：122.

玉丹荣心丸

【处方】玉竹、五味子、丹参、降香、大青叶、苦参、甘草等。

【功能与主治】益气养阴，活血化瘀，清热解毒，强心复脉。用于气阴两虚或气阴两虚兼心脉瘀阻所致的胸闷、心悸、气短、乏力、头晕、多汗、心前区不适或疼痛；病毒性心肌炎见上述证候者。对心肌病、心肌损伤、心律失常、反复呼吸道感染、早期复极综合征等亦有效。

【用法与用量】口服。儿童 1 ~ 3 岁一次 2 丸，3 ~ 6 岁一次 3 丸，6 岁以上一次 4 丸，成人一次 6 丸，一日 3 次，或遵医嘱。

【规格】每丸重 1.5g。

【贮藏】密封。

【药理作用】本品具有抗病毒作用。

动物试验表明，该药对小鼠感染柯萨奇病毒 B3 所引起的心肌病变有一定的改善作用，并可提高小鼠的常压耐缺氧能力[1]。

【临床报道】

1. 选取 89 例病毒性心肌炎患者，均给予辅酶 Q_{10}、维生素 C 及 GIK 极化液，无禁忌证者同时给予 β 受体阻滞剂、钙拮抗剂及对症治疗，治疗组在上述治疗基础上加用中药黄芪注射液及玉丹荣心丸，观察治疗前及治疗后 1 月心肌酶复常率及 3 月临床症状、动态心电图、超声心动图的变化。结果显示治疗组与对照组治疗后心肌酶复常率、临床症状改善、心律失常减少、左室舒张末内径缩小均明显改善[2]。

2. 将 1028 例临床诊断为急性病毒性心肌炎患者随机分两组，治疗组 602 例，用中西医结合（黄芪、牛磺酸、泛癸利酮、抗心律失常药等）治疗；对照组 426 例，用常规（极化液、抗心律失常药等）治疗。结果显示中西医结合治疗组临床症状改善、外周血肠道病毒阴转、心电图 ST-T 改变及房室传导阻滞、阵发性心房颤动、窦房传导阻滞等恢复均优于对照组（ $P < 0.01$ 、 0.05 ）；对早搏及心功能改善两组间无统计学差异（ $P > 0.05$ ）[3]。

【参考文献】

[1] 赵晶，赵中海，刘剑，等.玉丹荣心丸抗急性病毒性心肌炎的实验研究 [J].齐齐哈尔医学院学报，2007，28（5）：521-524.

[2] 郝幼敏.中西医结合治疗病毒性心肌炎临床观察 [J].中西医结合心脑血管病杂志，2003，1（11）：625-626.

[3] 国家"九五"科技攻关课题协作组.急性病毒性心肌炎的药物治疗观察 [J].中华心血管病杂志，1999，27（6）：413-415.

附二

治疗病毒性心肌炎的常用中成药简表

适宜证型	药物名称	功能	主治病症	用法用量	备注
热毒侵心证	心速宁胶囊	清热化痰，宁心定悸。	主治痰热扰心所致的心悸，胸闷，心烦，易惊，口干口苦，失眠多梦，眩晕，脉结代等症。适用于冠心病、病毒性心肌炎引起的轻、中度室性早搏见上述证候者。	口服。一次4粒，一日3次。	药典
心气虚损证	黄芪注射液	益气养元，扶正祛邪，养心通脉，健脾利湿。	用于心气虚损、血脉瘀阻之病毒性心肌炎、心功能不全及脾虚湿困之肝炎。	肌内注射。一次2～4ml，一日1～2次。静脉滴注。一次10～20ml，一日1次，或遵医嘱。	医保

续表

适宜证型	药物名称	功能	主治病症	用法用量	备注
气阴两虚证	参麦注射液	益气固脱，养阴生津，生脉。	用于治疗气阴两虚型休克，冠心病，病毒性心肌炎，慢性肺心病，粒细胞减少症。	肌内注射。一次2～4ml，一日1次。静脉滴注。一次20～100ml（用5%葡萄糖注射液250～500ml稀释后应用）或遵医嘱，规格50ml、100ml可直接滴注。	药典
	玉丹荣心丸	益气养阴，活血化瘀，清热解毒，强心复脉。	用于气阴两虚或气阴两虚兼心脉瘀阻所致的胸闷、心悸、气短、乏力、头晕、多汗、心前区不适或疼痛；病毒性心肌炎见上述证候者。对心肌病、心肌损伤、心律失常、反复呼吸道感染、早期复极综合征等亦有效。	口服。儿童1～3岁一次2丸，3～6岁一次3丸，6岁以上一次4丸，成人一次6丸，一日3次，或遵医嘱。	药典